新自然主義

好眼力

護眼、養眼、治眼全百科

百大良醫陳瑩山破解眼科疑難雜症

眼科名醫
陳瑩山——著

目錄

3 你是「視力早衰」高風險群嗎？11大症狀需警戒

4 想要不「盲目」，別讓6大眼科疾病上身！

6 吃對營養，眼力自然大躍進！

7 選對眼鏡，輕鬆擁有美好「視」界

8 專屬特殊族群的護眼小叮嚀

本書隨時舉辦相關精采活動，請洽服務電話：02-23925338分機16。
新自然主義書友俱樂部徵求入會中，辦法請見本書讀者回函卡。

推薦序1

一本適合各年齡層的眼睛疾病防治指南

陳瑩山醫師是本院相當優秀的醫師，曾在民國九十八年名列商業周刊「百大良醫」之一。陳醫師自七十七年開始在國泰醫療體系服務，九十一年起擔任新竹國泰綜合醫院眼科主任，一直以來將眼科經營得有聲有色，除門診提供數位診療即時檢查系統外，針對黃斑部病患的治療，也獨具特色的成立黃斑部雷射特約門診，並提供居家遠距視力照護系統，嘉惠視力不良的人在家也能做自我檢查，獲得病患高度的肯定。

臨床服務之外，陳醫師對於學術的研究也相當投入，除了研究成果獲得國際醫學期刊的刊登，近年來持續與工研院與新竹科學園區科技公司合作，研發新型診斷儀器及應用於遠距照護的檢測儀器，尋求對患者更好的醫療方法。

陳醫師在臨床工作繁忙之餘，仍然願意撥空撰寫大眾醫學文章，無私分享與解答患者的疑惑，嘉惠廣大的民眾，相當令人讚賞！這本《好眼力：護眼、養眼、治眼全百科》詳盡的說明了主要眼睛疾病的病因、預防、照護及治療的方法，並提醒民眾在日常生活中如何保護靈魂之窗、選擇適合的營養補充品，以及挑選眼鏡的注意事項。更針對零歲寶寶、學齡前兒童、懷孕前後的婦女、銀髮族等特殊族群提出護眼小叮嚀，可說是適合各年齡層賞閱。

現代人長時間接觸 3C 產品，其中藍光對眼睛的傷害及對焦過久，容易造成眼睛痠麻脹痛，進而使得眼疾有逐漸年輕化的趨勢，這是您我都需要關心的議題。陳醫師憑著豐富專業的眼科學識，親切客觀的說明眼睛保健的醫學常識，有極佳的參考價值，是一本非常實用的好書。

國泰綜合醫院 院長

李發焜

推薦序2

兼顧專業與大眾需求的眼睛保健百科

保健是現代人非常關心的事，不論是個人保健常識、社會投入的資源，或是跨產業的開發，都比起以往的年代遠遠多了好幾倍。同時，在許多報章雜誌的專題，或是電視裡的主題，也都可以看出民眾對保健的重視。然而，一般的保健或是醫學相關書籍，普遍有兩極化的現象：一是太艱深難懂無法應用，二是常識太淺顯以致沒有獲得實質幫助。而陳醫師用心寫的這本《好眼力：護眼、養眼、治眼全百科》，每一個段落都能帶給讀者可以立即應用在生活裡的新知識。

這本書的書名意涵著它提供了相當多的資訊，並且架構清楚、論述簡明，同時使用生活化的語言，將許多複雜的眼睛問題，整理得讓讀者能很快抓住重點，實在是很不容易的一件事。陳醫師將這本書寫得如此成功，原因之一是他在醫界多年的豐富經驗，以及常態的演講和授課。

現代人習慣上網搜尋資訊，也許可以在網路上找到不少有關眼睛保健與治療的資訊。然而，從零散、片段的資訊裡，要整理出一個完整而且正確的理解，卻不容易。如果同時又要得到一個專業醫師的建議，簡直難如登天。更重要的是，眼科醫學是一門不斷進步的領域，陳醫師長年以來，不只持續了解國內外眼科醫學的新技術和新學理，更難能可貴的是，他也和幾個研究單位，包括工業技術研究院，進行跨領域的合作計畫，透過實際的參與研究，引進其他領域的技術，應用於眼科的醫療。

在《好眼力：護眼、養眼、治眼全百科》中，陳醫師除了深入淺出的說明各種眼睛病理和治療外，更佐以精美圖片來解說各種保健之道，著實造福有眼睛疾病、症狀或眼睛已發出求救訊號卻不自知者，是一本非常適合大眾需求的眼睛保健百科，本人樂之為序。

工業技術研究院 副院長

劉軍廷

推薦序3

改善台灣孩子的近視問題，刻不容緩！

新竹國泰綜合醫院眼科主任陳瑩山是一位非常著名的醫師，不僅被《商業周刊》票選為台灣百大良醫之一，更在眼科長期執業中擁有豐富的經驗，每日求醫患者絡繹不絕，我也正是其中之一。還記得當年慕名求診，他認真的問診態度讓我印象十分深刻，難能可貴的是，即便每日得面對這麼多患者，他依然耐心傾聽每位患者的問題，因此我倆才有機會細聊，由醫病關係提升為君子「知」交。

我是個企業經營者，年輕時做果菜批發，後來陸續跨足營造業及天然氣事業，雖稍有所成，但我始終不曾忘懷父母的付出。因此在事業穩定之後，秉持父母「能照顧別人是一種福氣」的教誨，二十多年前，我成立了「坤泰文教基金會」，以教育文化公益等事業為宗旨，透過藝文、教育、才藝競賽等活動，啟發孩子們的潛能與創意思考的能力，希望讓充實的學習，成為他們一輩子的資產。

在基金會歷年所舉辦的活動中，孩子們總愛圍著我喊：「朱爺爺」，而看著孩子們燦爛的笑容，也讓我更確實地感受到父母所說的「福氣」。不過，二十多年來，我確實也發現，這些不同世代的孩子，雖然笑容都一樣燦爛，但面容卻有了很大的改變，那就是——眼鏡。早年的孩子們，大多沒有近視，戴眼鏡的孩子非常少，然而隨著時光流轉，戴眼鏡的孩子逐漸增多，時至今日，反而是沒戴眼鏡的孩子屈指可數，這些國家未來人才的眼睛健康，實在讓我感到憂心。

此次欣聞陳瑩山醫師針對臨床常見問題推出新著作，內容不僅涵蓋臨床上患者最常問以及最該知道的眼睛保健知識，同時更針對台灣孩子近視問題的成因與影響提出呼籲，真是於我心有戚戚焉！因為孩童時期罹患近視，對其一生的生活、學習、健康都有深遠的影響，改善已經刻不容緩，家長們千萬不可再繼續輕忽！至於有何影響？如何預防、改善以及避免惡化？這些在書中都有詳細解說，在此就不加贅述。當然，這些保健知識並不限於孩童，即使是我也一樣受用，可說是男女老少全家人都適用的視力保健工具書，相信本書的出版，必定會造成轟動，我也深以此知交為榮，也樂為之序。

財團法人坤泰文教基金會 董事長

作者序

擺脫「惡視力」，才能擁有健康、彩色的人生！

猶記當年剛當住院醫師時，因覺得眼科較為單純，所以選擇眼科，並在當時國泰醫院眼科主任林素玲醫師建議下接觸視網膜領域，沒想到越念越覺得有趣，從此專攻視網膜科。

轉眼匆匆二十多年過去，當年如同眼科「絕症」、沒有辦法治療的黃斑部病變，近年來隨著新藥物的上市與眼科雷射技術的躍進，已有相當不錯的治療效果，嚴重如黃斑部病變尚且如此，近視、白內障、青光眼等眼部疾患的治療技術自然更加成熟。按理說，隨著眼科醫療技術的進步，這些易致盲的嚴重眼疾，罹患率應跟著下降，年齡層也應逐漸高齡化才對，但根據衛福部調查，卻發現結果並非如此。

事實上，台灣人「惡視力」的排名在全球可說是數一數二！不僅近視率高居世界第一，高度近視、白內障、黃斑部病變等問題也有逐年攀升、年輕化的趨勢，「視力早衰」儼然已成為台灣人的新國民病。

到底台灣人的「眼睛」出了什麼問題呢？根據我多年來的臨床觀察，我認為台灣人的眼睛問題，和肥胖、三高、糖尿病等疾病的罹患率節節攀升一樣，都是受「生活型態」所影響。還記得十多年前初到新竹國泰醫院服務，赫然發現很多科技新貴「眼底起水泡」——也就是俗稱的眼過勞；以往在台北，這類病患一週僅約有二、三人，沒想到新竹一週就收治了近三十名病患，而更讓我吃驚的是，過去好發於老年人及高度近視者的黃斑部病變，竟在不少年紀輕輕的竹科新貴上發現！細究原因，正是因為竹科人工作所需，必須長時間緊盯螢幕，眼睛長時間受強光照射所致。

有鑑於此，身為一名眼科醫師，承蒙患者信賴二十餘年，我認為身著白袍的使命不該只在亡羊補牢，更應提供正確的護眼知識，幫助大家防範於未然，因此決定在媒體訪問與講座邀約之外，將臨床上患者最常問以及最該知道的眼睛保健知識集結成書，當中除了教大家從症狀及早發現視力早衰的隱憂、掌握嚴重眼疾的關鍵警訊，同時還提供如何選配眼鏡、吃出眼力和挑選檯燈、布置護眼環境等生活小撇步，以及幼兒、孕婦等特殊族群的顧眼睛策略，還要為大家破解「做護眼操回復視力」等視力保健迷思。希望本書能成為現代人的護眼工具書，避免讓錯誤習慣、配備或觀念（例如視力檢查一・〇就以為眼睛很健康）誤傷眼力，而陷入「人未老、珠先黃」的窘境。

最後，感謝國泰醫院台北總院李發焜院長、工業技術研究院劉軍廷副院長，以及坤泰文教基金會朱坤塗董事長，百忙中抽空為我寫序，讓拙作增色不少。當年受李發焜院長之邀，一同到新創立的新竹國泰醫院打拚，轉眼十多年過去，無論於公於私，他始終是我的良師益友。

工業技術研究院劉軍廷副院長則是我多年的老朋友與研究路上的好夥伴，我們一同推動不少研究，期待未來讓魚與熊掌（使用光電產品與保護視力健康）能兼得，造福社會大眾。

坤泰文教基金會朱坤塗董事長是新竹地區有名的仕紳，為人熱情、率直，富有正義感，我們倆因看診相識，一拍即合成為好友，他的為人處事一直讓我相當感佩，本書有他作序，勢必因此增光不少。

最後再次期勉，本書的出版，能提醒讀者更加關注靈魂之窗，讓Eye的路上，有本書陪伴相行。

新竹國泰綜合醫院眼科主任、台北國泰綜合醫院資深主治醫師
陳瑩山

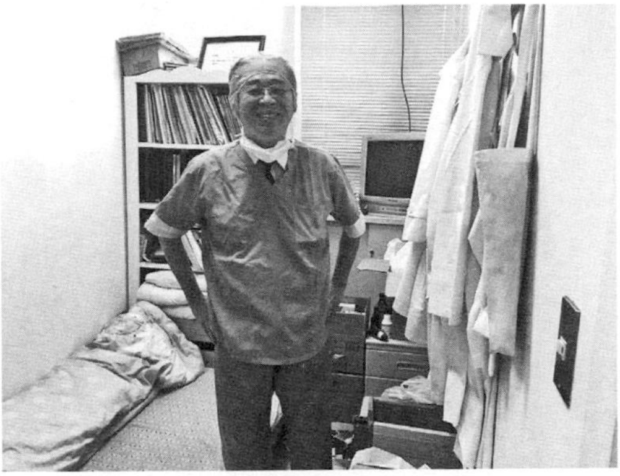
陪伴我十年的新竹眼科值班室

背後隱藏的視力問題 & 視力早衰指數

應做檢查與改善對策

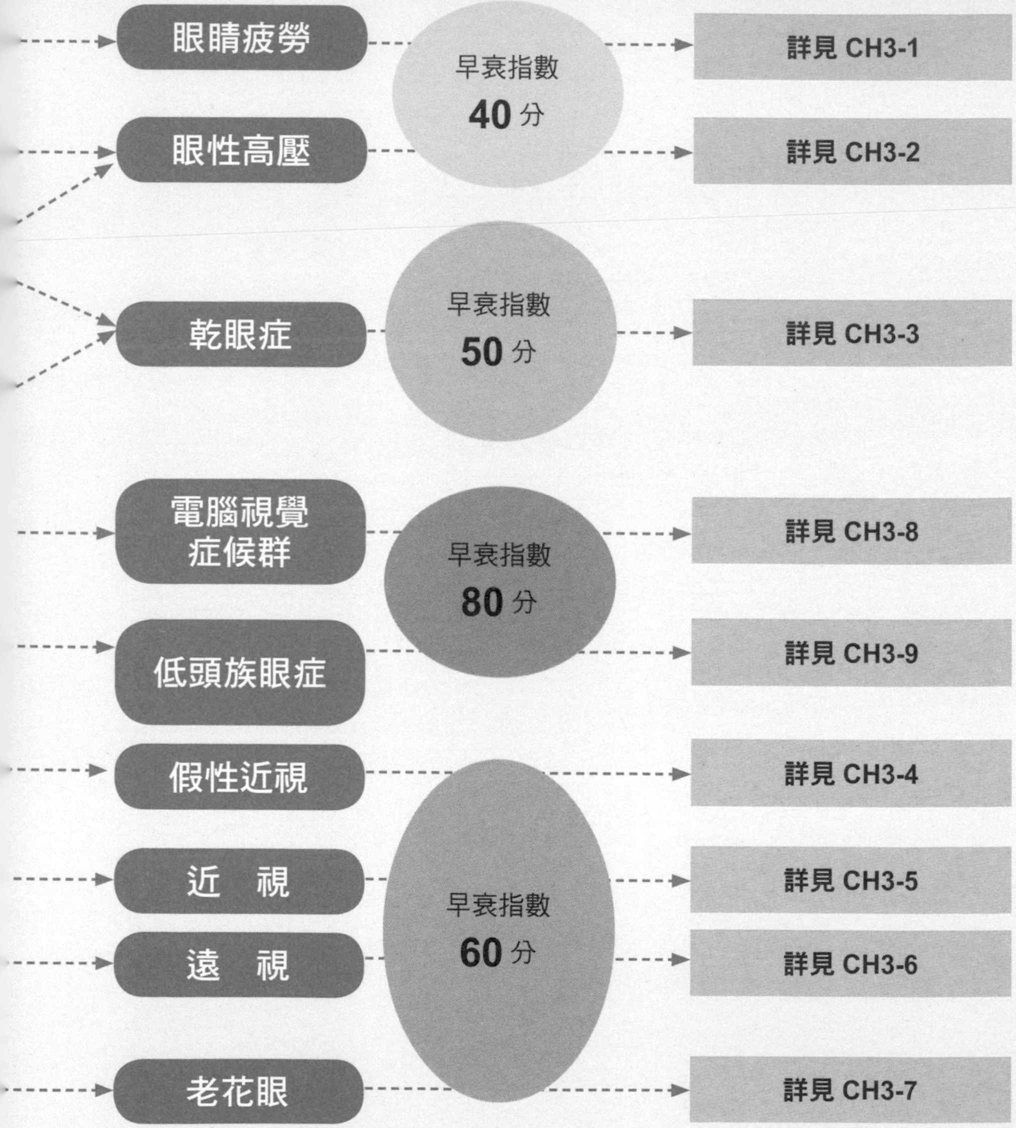

閱讀索引

從「眼睛」的症狀或問題，發現隱藏的視力危機 & 早衰指數

你有下列症狀或問題嗎？	同時加碼出現的情況

- 覺得眼睛很乾澀
- 眼睛泛紅或充血
- 常覺得癢、想揉眼睛
- 有異常分泌物
- 視力模糊
- 眼眶痛
- 看東西時很吃力、容易痠脹
- 畏　光
- 怕風、對外界刺激敏感
- 有異物感、刺痛感或灼熱感

→

- **暫時性狀況**
  充分休息後可好轉
- 會頭痛、噁心、想吐
- **持續性狀況**
  休息後還是不舒服
- 戴不住隱形眼鏡
  或覺得不適
- 每天使用電腦
  8 小時以上
- 每天滑手機
  2 小時以上

看遠突然覺得模糊不清 ⇢ 配新眼鏡時，會覺得度數怎麼配都不合

看遠處很模糊，但看近處（例如看書）則很清楚 ⇢

看遠處很清楚、輕鬆，看近處雖也清楚，但容易疲勞 ⇢

看報紙或書刊必須拿遠一點，或得摘下近視眼鏡，才能看得清楚 ⇢

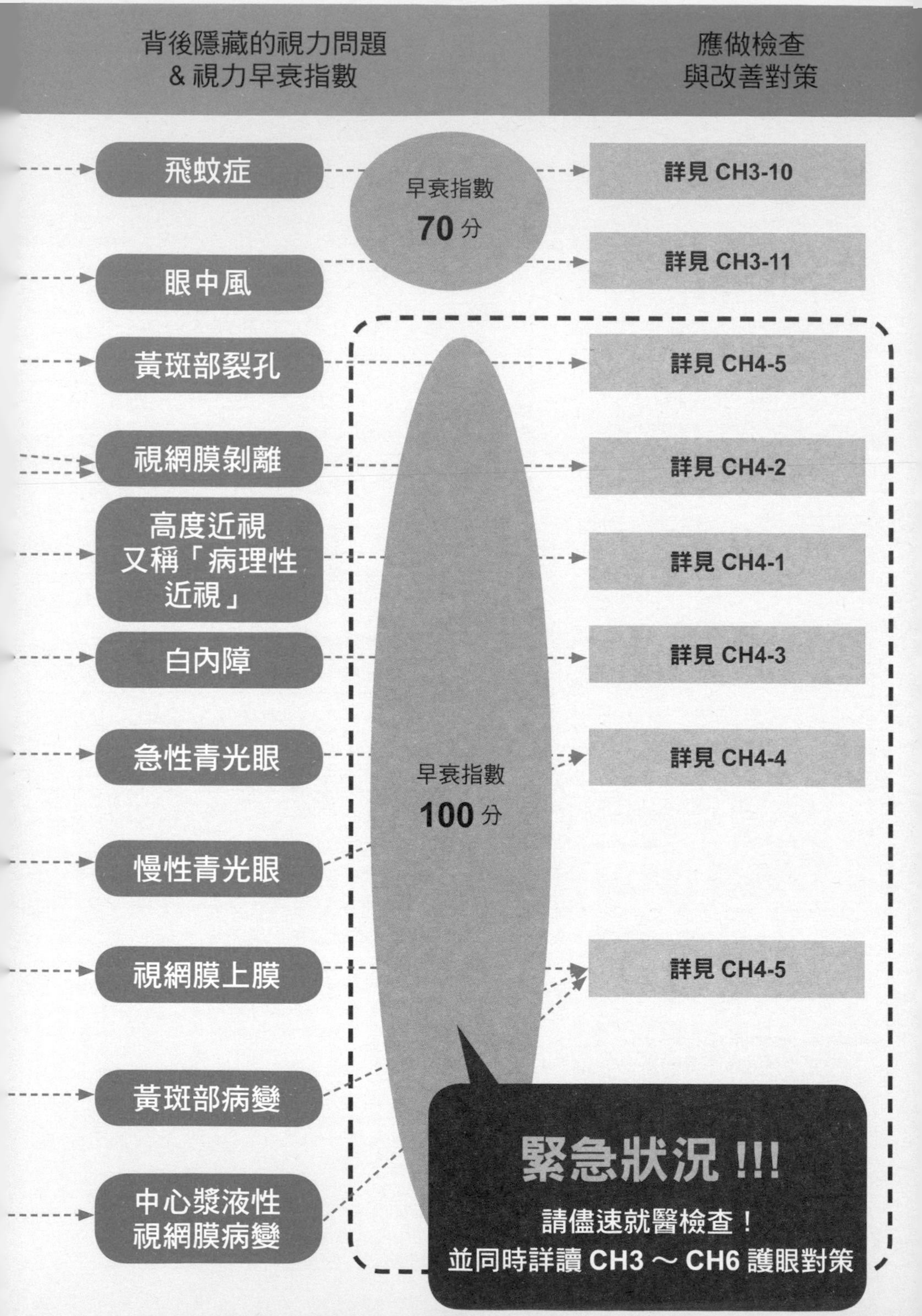
背後隱藏的視力問題
& 視力早衰指數
應做檢查
與改善對策
飛蚊症
眼中風
早衰指數
70 分
詳見 CH3-10
詳見 CH3-11
黃斑部裂孔
視網膜剝離
高度近視
又稱「病理性
近視」
白內障
急性青光眼
慢性青光眼
視網膜上膜
黃斑部病變
中心漿液性
視網膜病變
早衰指數
100 分
詳見 CH4-5
詳見 CH4-2
詳見 CH4-1
詳見 CH4-3
詳見 CH4-4
詳見 CH4-5
緊急狀況 !!!
請儘速就醫檢查！
並同時詳讀 CH3 ～ CH6 護眼對策

你有下列症狀或問題嗎？

眼前有不明飛行物，如黑點、黑影在飄動

突然視力模糊，然後視野逐漸變黑，甚至完全看不見

不明飛行物大量出現，甚至如蜘蛛網狀一般

眼前突然有黑點、黑影，或出現閃光、視野缺角

視力減弱、視野缺損

近視度數 800 度以上

看東西不清楚，無論遠近都矇矇的

眼睛濾痛、發紅，甚至覺得噁心、想吐

眼睛脹脹的、容易疲倦可能休息一下就恢復了

視覺的對比敏感度變差

視野中心變模糊，或出現黑影、線條扭曲變形的情況

物體變形或變小

3分鐘測出你的Eye Q指數

老花眼鏡可直接買現成品？常做「眼球操」可幫助改善視力問題？遠視不用戴眼鏡矯正？小心！錯誤的護眼方式，反而可能更傷眼睛！

閱讀本書之前，讓我們先花個三分鐘，檢測一下自己的Eye Q指數吧！

Q1 老花眼鏡可直接購買成品，不用特別配鏡？

A：錯！

老花眼鏡不僅不該買成品，而且配鏡應該要更嚴謹。

很多上了年紀的人，會直接購買現成的老花眼鏡，事實上選配老花眼鏡反而應該要更嚴謹！因為一般成品只有度數，到眼鏡行配鏡、驗光時，則會測量度數及兩眼間的距離，但老花眼鏡還必須考慮鏡片與眼睛的距離、鏡片的曲度、傾斜度、轉頭與側頭時的視角等特殊需求，及有無其他眼疾，因此先至眼科檢查，才能配出最符合需求的眼鏡，減輕眼睛負擔。

★更多眼鏡、老花眼鏡的選配要訣，詳見CH7

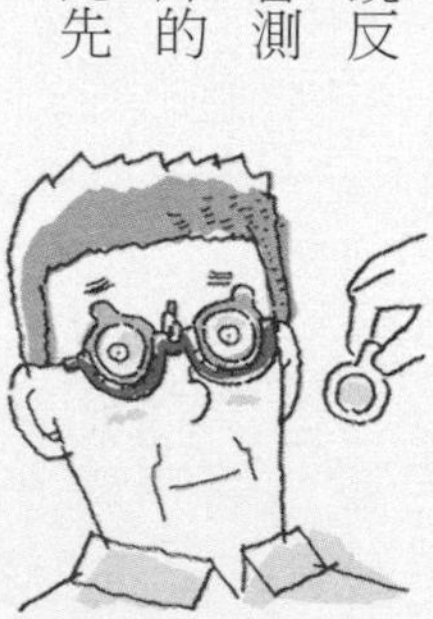

Q2 孩童遠視能把很遠的地方都看得很清楚，所以不矯正沒關係？

A：錯！

如果不矯正，可能會導致弱視和鬥雞眼，或是比一般人更早出現「早發性老花眼」。

遠視是指影像聚焦呈現在視網膜後的狀況，因此在視網膜上只能形成不清晰的影像，不過由於孩童（年輕人）的睫狀肌調節能力較強，透過調節力的作用，物體仍然可呈像在視網膜上，所以遠視眼看近沒問題，看遠又很清楚，往往給人也給自己一種「視力很棒」的錯覺，其實這都是睫狀肌「努力」的結果，假如不及早矯正，長期下來勢必帶給眼睛很大的負擔。

例如對視力仍在發展的孩童來說，如果高度遠視，會因調節力使力的關係而使眼球出現內斜現象，形成所謂的鬥雞眼（內斜視），甚至還會因視覺中樞發育不全而形成弱視；就算「平安」度過孩童期，有遠視問題的成人若是不矯正，隨著年紀漸長，睫狀肌的調節力下降，為了看清楚，睫狀肌只好加倍用力，日日累積下來，眼睛當然會過勞、早衰，進而提早老化，導致眼睛提早老花。

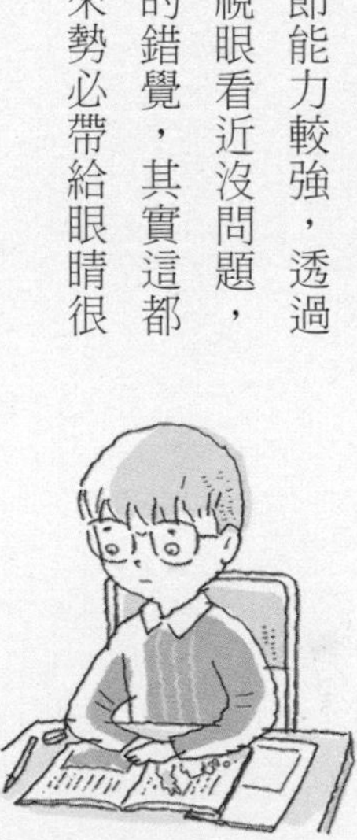

★更多遠視、近視保健要點，詳見CH3

Q3 眼睛的哪個構造會被光線「照熟」，就像煎荷包蛋？❶虹膜 ❷水晶體 ❸黃斑部

A：❷水晶體

水晶體是富含蛋白質的組織，會吸收紫外光及可見光中的藍光，以預防光線直射眼底傷害黃斑部，如果受到強光或長期的光線照射，就會像煎荷包蛋時透明蛋白變成白色一樣，使原本透明的水晶體逐漸變得混濁，形成所謂的「白內障」。

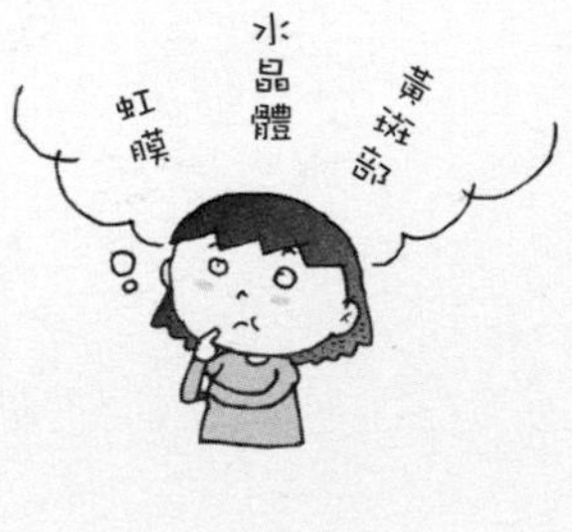

★更多過度光線對眼睛的傷害，詳見CH1、CH3、CH4

Q4 哪一種 3C 產品的螢幕最傷眼？❶電視 ❷電腦 ❸智慧型手機

A：❸智慧型手機

長時間過度使用 3C 產品，是導致現今台灣人視力早衰的重要因素，所以減少使用 3C 產品的時間，可說是每個眼科醫生最常掛在嘴邊的叮嚀。然而要注意的是，電視、電腦、平板和智慧型手機，雖然都是 3C 產品，但對眼睛的殺傷力卻大不相同。

一般說來，「螢幕越小」對眼睛的「殺傷力越大」，也就是「智慧型

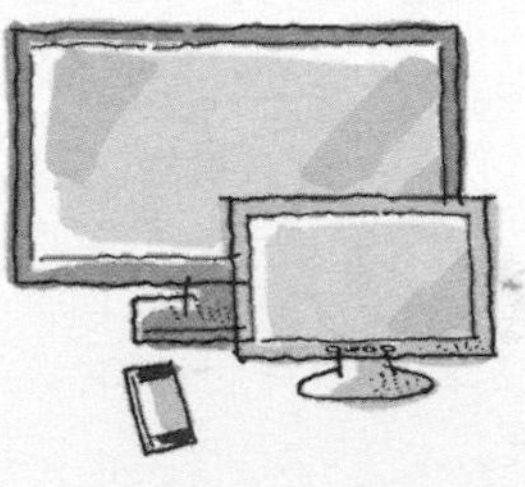

手機」大於「平板」大於「電腦」大於「電視」；因為螢幕小，眼睛的距離越近，光的強度就會越強，因此距離眼睛大約只有二十公分的智慧型手機，所發出的強光幾乎可以百分百進入眼睛，對眼睛來說如同「移動性的小太陽」；臨床上隨著智慧型手機的普及，現今低頭族就醫人數已經成為眼科就醫族群的大宗，占了我們平時門診量的三成，由此可見手機強光對眼睛的超強殺傷力！

★想知道眼睛是否受3C強光傷害？詳見CH1

Q5 懷孕的準媽咪「眼力」會變差，是真的嗎？

A：對！

因從懷孕的第六個月開始，為了供應胎兒發育所需，孕婦身上寶貴的「護眼物質（如葉黃素及DHA）」就開始大遷徙，大量的從母體轉移到胎兒身上，所以母體內護眼物質的濃度會下降，而生產後餵母奶，母體內的護眼物質仍會繼續經由母乳流向嬰兒，因此在孕期和產後這段期間，準媽咪的「眼力」確實比較脆弱。

★更多護眼的小撇步，詳見CH8

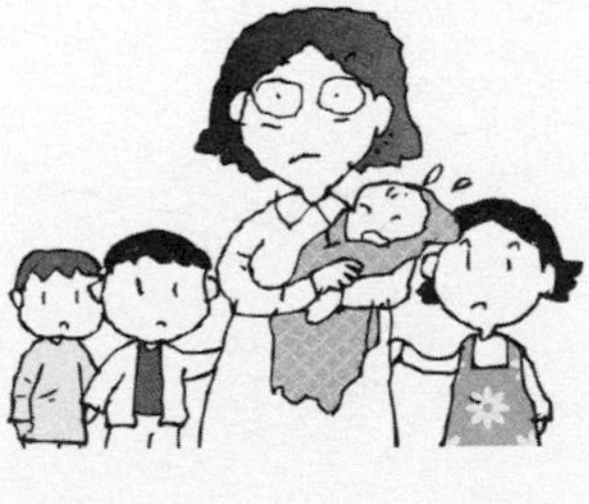

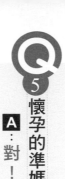

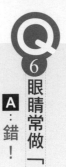

Q6 眼睛常做「眼球操」，可幫助改善視力問題？

A：錯！

眼球運動並無法改善近視、弱視、老花等視力問題，甚至有視網膜剝離的風險！

近年來相當流行的「眼球操」，宣稱只要把眼睛轉動幾下，看遠又看近，就能活化眼睛甚至讓視力恢復一．〇，但事實上研究早已證實，這類眼球運動「或許」可以稍微幫助睫狀肌放鬆，但無法使已經拉長的眼軸長度變短，也不能改變水晶體的狀況，更不能逆轉老化，所以並不能矯正近視、散光、老花等問題，當然更不可能改善白內障、青光眼與飛蚊症。

不僅如此，有些作法甚至有危險存在，像是高度近視的人若是快速轉動眼球，反而可能有視網膜剝離的風險，不可不慎！

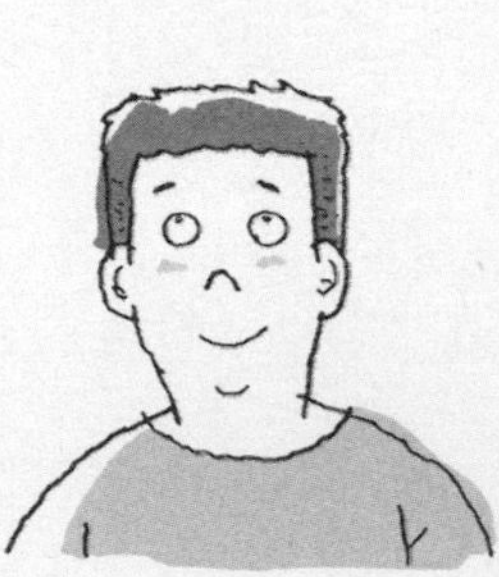

★更多視力保健迷思，詳見CH5

新國民病·不可輕忽的「視力早衰」症候群

1

提到「國民病」，相信大部分的人想到的不是肝病、腎病，就是三高吧！

其實，台灣人的「惡視力」也不容忽視。不僅近視率居高不下，老花眼、白內障、黃斑部病變等患者，更是逐年攀升、且越來越年輕化。

可怕的是，這些病變的下場還可能使眼睛「過勞死」，造成無法挽回的視力傷害！

所以，千萬別再小看「視力早衰」，它已經成了國人不可輕忽的新國民病！

1 台灣人的眼睛出了什麼問題？

近幾年，來眼科看診的患者和早些年有了明顯的不同；以前眼科門診每五位病患中，有三位是老人家，另兩位則是中年人與兒童，而現在恰恰相反，五人中只有一至二人是老人家，其餘病患除了中年人與兒童，不時還可見到十幾二十歲的年輕人，年輕族群視力惡化的情況相當嚴重。到底台灣人的眼睛出了什麼問題？從臨床觀察發現，我認為較嚴重的有以下兩大類：

近視的人越來越多，3歲小娃就戴眼鏡

首先是近視人口激增。根據世界衛生組織（ＷＨＯ）資料，世界各國近視盛行率介於八％至六二％之間，而衛生福利部國民健康署調查發現，台灣近視人口比例超過四三％，換句話說，有近一千萬人受到「惡視力」的威脅。不僅如此，近視的年齡層也明顯下滑，高達五成小學生有近視，十八歲以下學生的近視率高達八五％，遠高於其他國家（美國十八歲年齡層的近視比率僅有三〇％），而且各大醫學中心也發現，「三歲近視」的比例，近年來亦有攀升趨勢，沒有近視的孩子，

已是「少數民族」。

研究證實，如果是孩童罹患近視，度數會以一定的速度增加，其中又以小學一到四年級階段增加速度最快，平均每年就會加深一百度到一百二十五度，因此容易演變成八百度以上高度近視患者。而一旦罹患了高度近視，不僅生活上得處處依賴眼鏡，而且眼球也容易提早老化，引發早發性白內障、青光眼、視網膜剝離或黃斑部病變，甚至有一〇%會導致失明，因此世界衛生組織早將近視列為失明及視力障礙的主要原因。

眼球老化越來越早，15歲少年得老花眼

除了近視，過去在六十歲以上長者才會有的老花眼，甚至白內障、青光眼、黃斑部病變等嚴重的眼部疾患，近年來病患不僅有增加趨勢，年齡層也逐漸年輕化，從平均六十歲降至四、五十歲，當中更不乏十幾歲的年輕人。值得注意的是，這些患者原本未必有高度近視，檢查時的視力度數也未必有大幅改變，但眼睛卻已老化，並呈現「視力早衰」症狀。

在我門診中，便曾有十五歲國中男生，因為從五歲開始愛打電動，沒事就待在家中滑平板，每天至少十小時。後來因上課看黑板時眼睛痛加上頭痛而來就診。檢查後發現，他沒有近視或假性近視問題，但負責調節焦距的睫狀肌功能已經衰退，無法正常收縮，小小年紀就得了「老花眼」。而像他這樣的案例已非個案，最近在臨床上至少已收治類

似患者四到五人。

由此可見，台灣人「視力早衰」的情況非常嚴重，同時還衍生出一系列的眼部病變；這種因眼睛提早老化所出現的病症，就是我所謂的「視力早衰」症候群。

別輕忽「近視」，它可是「視力早衰」的關鍵殺手

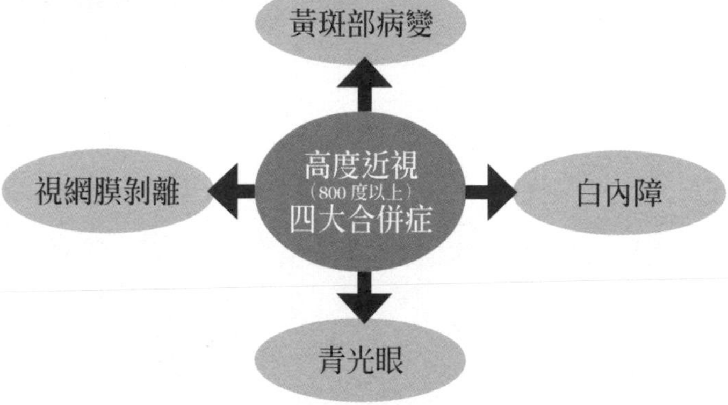

台灣近視問題特有的「三越」現象

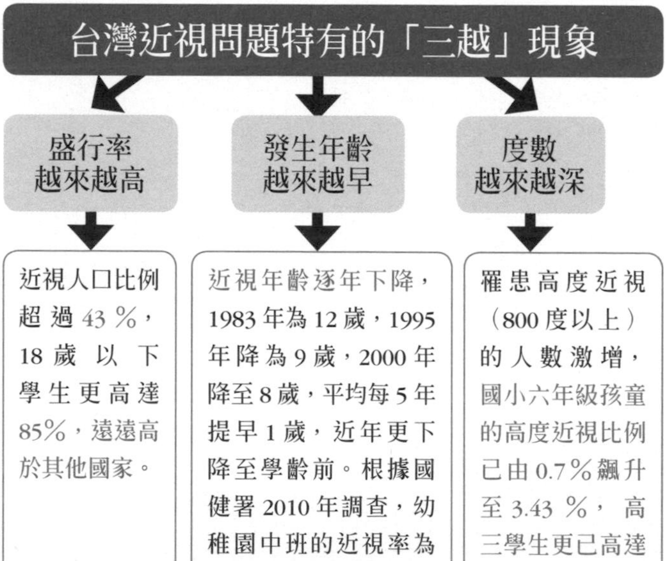
近視年齡逐年下降，1983 年為 12 歲，1995 年降為 9 歲，2000 年降至 8 歲，平均每 5 年提早 1 歲，近年更下降至學齡前。根據國健署 2010 年調查，幼稚園中班的近視率為 5.9%，大班為 9.4%；換句話說，3、4 歲孩童就有近視問題。
罹患高度近視（800 度以上）的人數激增，國小六年級孩童的高度近視比例已由 0.7% 飆升至 3.43 %，高三學生更已高達 20%。

2 先天不足＋後天失調，3歲就開始戴眼鏡

為什麼會有越來越多三、四歲還在念幼稚園的孩子得戴眼鏡呢？根據我的臨床觀察，基本上可分為先天與後天兩大原因：

❶先天不足，因為「高度近視」會遺傳！

我在台北、新竹的門診發現，新竹地區小學生近視年齡來得早又快，小學三、四年級就有四百、五百度，甚至得帶角膜塑型片矯正治療視力。教育部調查也指出，全台有五成的國小學生近視，尤其新竹地區的私立國小生，視力不良率（指單眼或兩眼視力未達〇•九）更高達七成，為全台灣小學生近視比率最高的縣市。

為此，我在門診追查可能原因，發現這些孩子的父母大多有高度近視問題。研究早已證實，高度近視與遺傳有關，有高度近視的父母，其子女往往也容易有高度近視；許多新竹小學生的父母從事高科技產業，本身就是高度近視族群，更不乏近視一千度以上者，

導致孩子「先天不良」，也就特別容易近視。

❷後天失調，太早接觸書本＋3C保母！

至於「後天失調」，則出在父母望子成龍、望女成鳳的心態上。許多孩子三、四歲起就得學英文、心算、珠算等才藝，從小用眼過度，因而誘發近視。二是因為父母忙於工作，而過度倚賴「3C保母」[1]，讓學童整日與手機、平板為伴。根據國民健康訪問調查發現，我國僅有四分之一孩童每天有戶外活動，且隨著年齡增長，戶外活動頻率反而下降。

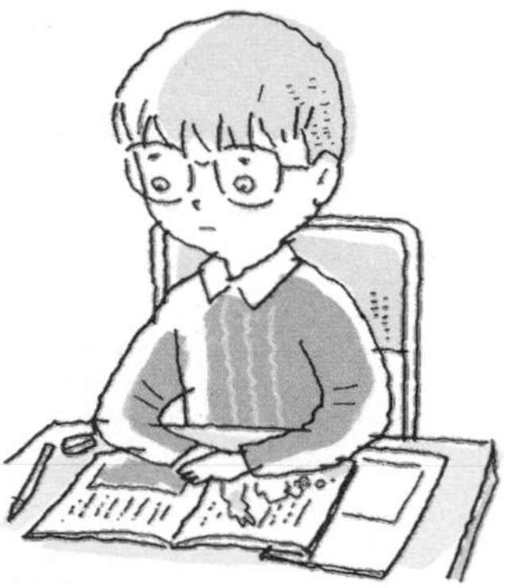

▲現在很多兒童都用眼過度，從小就戴眼鏡！

近來，在新竹國泰醫院眼科門診統計也發現，約有四成以上父母不會限制小孩使用3C產品，平均每天讓小孩玩四小時，因此暑假短短兩個月期間，就有八成學童的假性近視平均增加了一百度。

1. 3C為電子產品統稱，是由三個首字母為C的英文所組成的簡稱，即「電腦」（Computer）、「通訊」（Communication）、「消費性電子產品」（Consumer electronics）。3C泛指電腦、電腦周邊、平板、智慧型手機、電話、電視機、數位相機、隨身聽、音樂播放器、電子辭典、影音播放器……等等。

全台國中、國小學生，近視率 10 年內大幅激增！

國小近視率10年增加約15％

年	國小（％）	國中（％）
2002	35.80	64.01
2003	36.58	64.38
2004	38.98	63.68
2005	41.16	64.83
2006	43.05	66.89
2007	44.91	69.11
2008	46.70	70.77
2009	47.88	71.59
2010	49.10	73.53
2011	50.01	74.23

國中近視率10年增加約10％

2014 年暑期國小學童假性近視增加圖

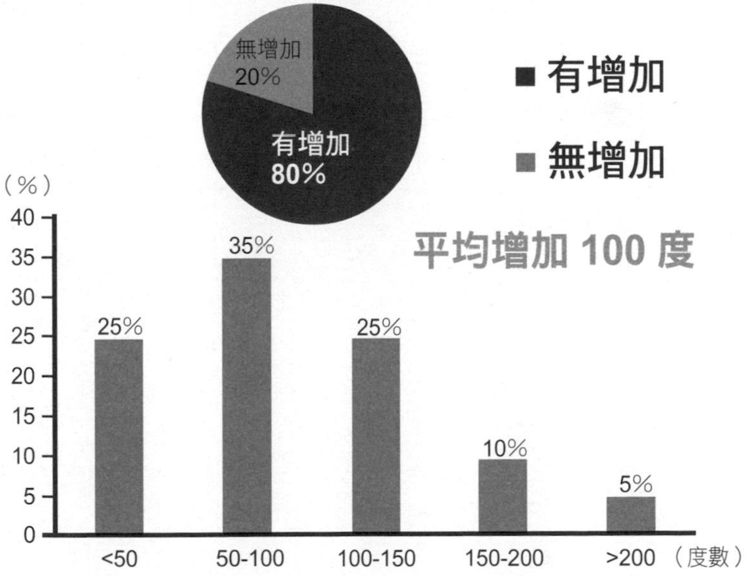

先天不足＋後天失調，新竹國泰醫院門診統計發現，短短暑假兩個月，
有八成的國小學生假性近視度數增加，且平均增加了 100 度之多！

3 愛好「3C」產品，眼球提早老化

除了「近視三越」現象，另一個導致台灣人視力早衰的關鍵就是愛好「3C」，尤其是過度使用Pc電腦、Pad平板、Phone智慧型手機，造成眼球提早老化，讓老花眼、白內障、黃斑部病變等過去大多發生在六十歲以上老人的眼疾，現在也可能發生在十幾歲的青少年身上。臨床常見的情況有：

天天緊盯電腦螢幕，導致用眼過度

現代人工作大多離不開電腦螢幕，長時間、近距離盯著電腦，除了造成眼睛肌肉持續緊繃外，同時也會因淚腺分泌減少而導致眼睛乾澀、疲勞，進而引發乾眼症、睫狀肌用力過度壓力症候群等。此外，3C產品的螢幕藍光過度照射，也會直接傷害黃斑部；我在新竹國泰醫院任職十年，確實發現因工作所需眼睛常受強光照射的竹科人，黃斑部病變的問題特別嚴重，已經可以說是「在地病」。

長時間盯著智慧手機，結果燒灼眼睛

此外，智慧型手機的過度使用也是眼球提早老化的另一關鍵因素。因為3C產品發出的藍光會直接進入眼睛，對眼睛的傷害就像是注視一顆「移動的小太陽」一樣；而且3C產品的螢幕越小，相對字體就小，與眼睛的距離就越近。因此就算同樣愛「3C」，但眼球受傷、老化的速度卻不盡相同，呈現「Phone智慧型手機」大於「Pad平板」大於「Pc電腦」的情況。

可怕的是，許多上班族除了工作關係必須整天緊盯電腦螢幕外，下班後也不曉得要讓眼睛休息，整晚盯著電視不說，連搭車通勤的時間也猛滑手機。

根據二〇一四年一份全球三十二個國家的多媒體使用行為調查，台灣民眾每天使用智慧型手機上網的時間平均為一百九十七分鐘（三小時十七分），較全球平均數值高出五十五分鐘，居全球之冠，若再加上平板電腦等其他3C產品，總使用時數更長達八・五小時。由此就不難了解，為什麼「視力早衰」會成為台灣人的新國病。

關燈還在滑手機，加倍傷害眼睛

除了使用時間長之外，錯誤的3C使用習慣所造成的加倍傷害，也不容忽視。例如在搖晃的汽車中用手機、平板，或明明已經關燈準備睡覺，卻捨不得離開手機，又在床上摸黑滑手機等等，這些不良的生活習慣都會嚴重傷害眼睛。因為在搖晃的狀態下看手機、平板螢幕，睫狀肌不易對焦，很容易造成眼睛疲倦、頭痛。而在黑暗環境中滑手機，對眼睛的傷害更是嚴重。因為手機螢幕在黑暗中特別亮，若躺在床上近距離觀看螢幕，會導致高能量光線直接射入眼睛，傷害眼睛的黃斑部，日積月累下來，就造成眼睛黃斑部病變，還可能導致白內障甚至失明。

台灣人滑手機的時間，全球排名第 1

全球使用智慧手機上網時數排名	
①台灣 3 小時 17 分	⑥肯亞 2 小時 54 分
②尼日 3 小時 13 分	⑦中國 2 小時 50 分
③沙烏地阿拉伯 3 小時 09 分	⑧越南 2 小時 48 分
④印尼 3 小時 01 分	⑨泰國 2 小時 47 分
⑤菲律賓 2 小時 54 分	⑩阿根廷 2 小時 46 分

臨床調查，新竹市民平均 33 歲就老花！

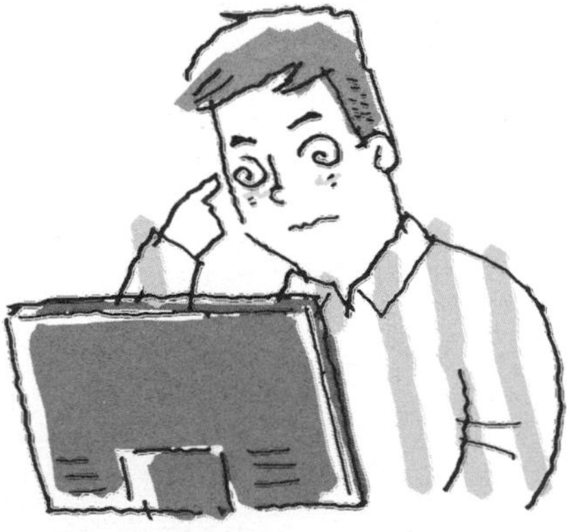

我曾研究新竹市與台北市確診為老花眼的病人，發現新竹市的老花患者平均年齡為 33 歲，比台北市平均年齡 38 歲整整低了 5 歲。

進一步調查，過半新竹市患者使用平板、電腦時間超過電視，而台北市患者則過半使用電視時數超過平板、電腦，推估盯平板螢幕時，睫狀肌更須用力收縮，才造成新竹市老花患者年齡提早。

4 眼睛為什麼會受傷？從眼球構造一探究竟

眼睛的功能是「視物」。一天中除了睡眠時會閉上眼睛外，其他時候我們都得使用它。因此很多人覺得奇怪，睡覺時間沒變少，眼睛的「工作」時間應該沒有增加啊，為什麼會有近視、老花、白內障、黃斑部病變等問題產生呢？

其實，眼睛雖然是個小器官，卻是身體上最複雜的器官，它對影像的解析度比最精密的電腦還要複雜數百倍。藉由眼睛內各部位的協調合作，我們才能看見眼前的影像；如同黃斑部雖然正對著瞳孔，接收大部分眼前直行的光線，構成最主要的中心影像，但仍需要眼睛各部位功能正常配合，才會有好的視力。因此，想了解眼睛的病變，首先必須先明瞭複雜的雙眼是如何讓我們「看見」這美好的世界。

認識眼球——全世界最精密的光學儀器

眼球的構造主要可分成「眼前部」與「眼後部」兩部分。眼前部包含虹膜（包含瞳孔）、眼角膜與眼結膜，眼後部（俗稱眼底）則泛指在瞳孔後面，由水晶體、睫狀體間隔的眼球後部，包括玻璃體及包覆在外的眼球壁（見左頁圖），而其中眼球壁並不只有一層，而是像三明治一樣可分三層，由內而外分別是：

▼**內層：視網膜**，與視覺相關的感覺神經層，負責視覺。

▼**中層：脈絡膜**，提供視網膜充分的養分及氧氣的血管層，負責營養。

▼**外層：鞏膜**，負責保護眼球內部構造。

了解眼球的基本構造後，我們再來談談眼睛到底是如何「視物成像」。

眼睛的視覺運作原理與相機十分相似，因此可以從相機的構造來想像眼球的機能：

❶鏡頭▼對應的眼睛部位：角膜

光線進入眼睛時第一個接觸的元件就是角膜。它是一透明的組織，覆蓋於「眼珠」前面，功能等同於相機鏡頭的保護套，所以必須保持乾淨（清澈），如果受損就會影響視力，嚴重時甚至會導致失明。而且並不是所有失明的人都可透過角膜移植來恢復視力，假如眼後部的視網膜受損，即使換眼角膜也沒用，就像相機一樣，沒有底片（感光晶片），當然就不會有照片。

❷光圈▼對應的眼睛部位：虹膜（虹彩）、瞳孔

光線穿過角膜後，第二個會遇到的元件是虹膜，也就是我們所熟悉的「眼珠」，所含色素會影響眼珠顏色，如黑眼珠、藍眼珠等。虹膜呈圓盤狀，中心的圓形開口即為瞳孔，會隨著光線強弱，由虹膜控制產生大小變化，

正在使用眼睛看書的你，真的了解你的眼睛嗎？

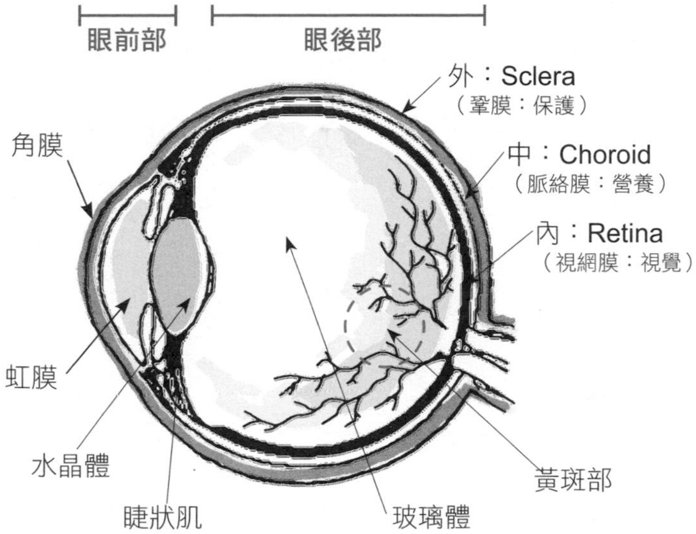

進而調節進入眼球內部的光線，就像是相機中的光圈。值得一提的是，虹膜有很多小洞，每個人的組成都不一樣，就像指紋一樣難模仿。

❸對焦裝置▼對應的眼睛部位：水晶體與睫狀肌

光線穿過虹膜後，緊接著會遇到水晶體。水晶體是富有彈性的雙凸透鏡，具有屈光功能，由其連接的睫狀肌所控制。看近物時，睫狀肌會收縮使水晶體膨脹；看遠處時，睫狀肌則會放鬆使水晶體變扁平，藉以調整視覺焦距，功能等同相機的對焦裝置。

❹底片（感光晶片）▼對應的眼睛部位：視網膜

光線在經由水晶體調節後，最後會聚焦在

視網膜上，由視網膜將其轉化成神經信號，經由視神經傳到大腦，功能就像相機的底片（感光晶片）。而視網膜的中心就是我們所說的「黃斑部」，是眼睛感光最靈敏的地方，經瞳孔直行光線大多聚焦在這個區域，它可以決定我們的中心視力。此外，視網膜外的脈絡膜就是眼睛血管層，負責提供視網膜所需的養分及氧氣。

視覺運作的原理，與相機十分相似

照相機橫切面

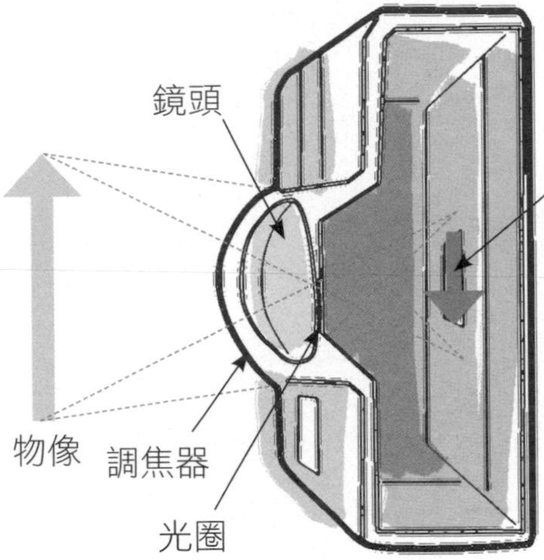

眼球橫切面

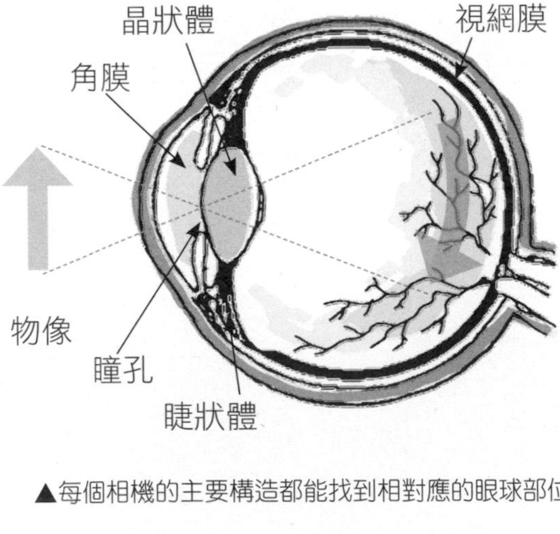

▲每個相機的主要構造都能找到相對應的眼球部位。

5 當心！惡視力還會影響智力

在認識眼球的基本構造與成像原理後，相信你不難了解，眼球其實是相當精密的光學儀器，一旦使用不當、元件稍有差錯，視力就會受到影響，甚至有「盲目」隱憂。但假如你以為惡視力對生活的影響，只是看不清楚的話，那就大錯特錯了。事實上眼睛一旦出問題，連大腦都會受影響！

大腦就像總公司，黃斑部是眼睛分部

我們常說：「眼睛為靈魂之窗」，因為眼睛不僅是靈魂觀看世界的視窗（大腦透過眼睛獲得想看的影像），我們還可以從一個人的眼睛穿透他的靈魂（「看」出他在想什麼），這也就是為什麼孟子會說：「觀其眸子，人焉廋哉（關注對方說話的眼神，內心深處任何事都隱藏不了）」。

所謂的「眼神」到底是什麼呢？有沒有實際構造能代表眼神呢？大多數人認為「眼神」是指「瞳孔」，其實不然。我認為，眼神是大腦透過「視網膜黃斑部」，將大腦思維的喜怒哀樂表現在眼睛的一種神韻。由於黃斑部是由大腦直接控管，它的面積雖然只占視

眼睛屬腦神經系統，也屬心血管系統

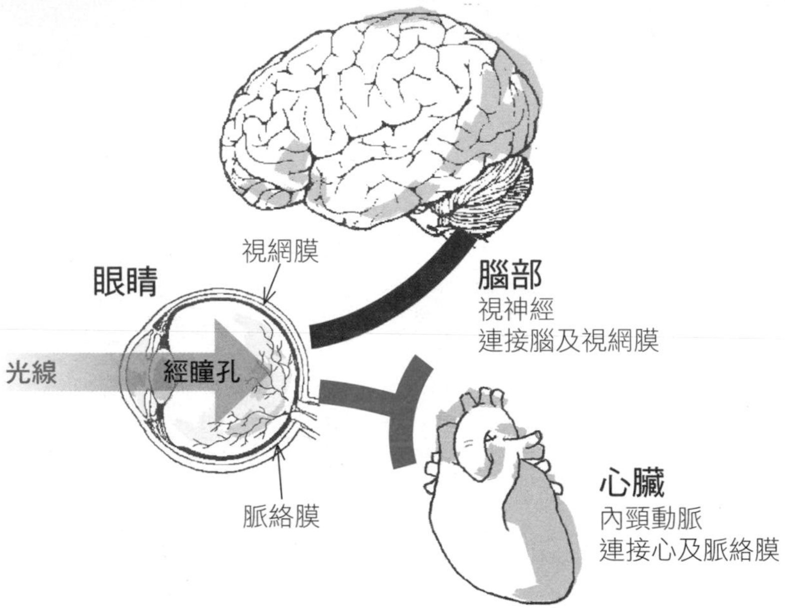

A 腦神經系統：
視網膜→視神經→腦部

B 心血管系統：
心臟→頸動脈→脈絡膜

網膜的五%，但所接收的影像傳達到腦部時，腦部視覺中樞卻得用超過五〇%容量的腦細胞來分析這個重要的訊息，因此假如大腦是總公司，那麼黃斑部就是大腦派駐在眼睛的直屬分部。

事實上，已有越來越多研究發現，腦神經和視神經會相互影響。英國研究也證實，眼睛不好的年長者，容易拒絕走入人群，身心會因此加速退化。總之，眼睛一旦出問題，受到影響的不只視力，記憶力、行動力都會跟著衰退，甚至還有憂鬱、失智等腦部病變的隱憂，所以無論男女老少，都不可輕忽眼睛的重要性。

6 「紫黃白藍紅」5大嚴重眼疾不可不知

綜觀台灣人的用眼習慣與健康狀況，我認為有視力早衰問題的人，千萬不可輕忽「紫黃白藍紅」五大嚴重眼疾的防治！這五大眼疾分別是：

紫▼高度近視（眼球會出現葡萄腫）

一般醫學定義，近視度數只要超過八〇〇度即可視為高度近視。我們已經知道，罹患近視的年齡越小，近視度數增加的速度越快，台灣不僅近視率高，更有高達五成小學生罹患近視，而且國小六年級高度近視比例，從一九八六年至今已由〇・七％飆升至三・四三％，到高三更達二〇％。

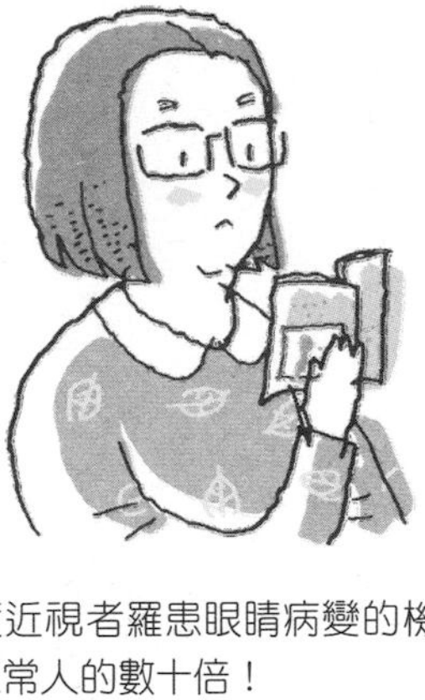

▲高度近視者罹患眼睛病變的機率，是正常人的數十倍！

由於高度近視患者罹患視網膜剝離、黃斑部出血、視神經病變、青光眼、白內障甚至失明等後遺症的機率，將比常人多出數十倍，因此高度近視，絕對是台灣人最應特別留意的嚴重眼疾。

黃▼黃斑部病變

黃斑部位於視網膜中央，含有高密度的感光細胞，因此產生病變的原因與光線有關。當光線射入眼底，經年累月受到慢性刺激的黃斑部就可能會水腫發炎，甚至出血，這就是為什麼長時間用「3C」的人，很容易罹患黃斑部病變。

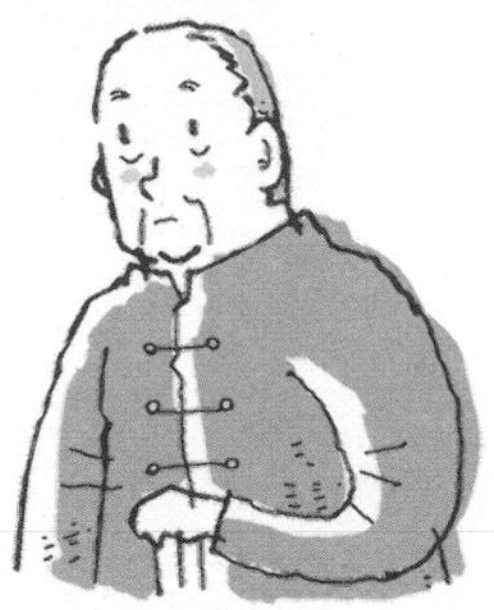

▲黃斑部病變不再是年長者的專利！

在過去，黃斑部病變大多發生在六十歲以上老人身上，而今六十歲以上長者罹患率已下滑至六〇％，其餘三五％為年輕的高度近視患者，另有五％為近視度數並不深的自發性年輕患者。

白▼白內障

水晶體負責屈光調節眼睛看遠、看近功能，同時會吸收掉能量較高的藍光以便保護視網膜。然而，水晶體是由蛋白質組成，若經常被高能量的光源照射（如手機或平板的藍光），就像蛋白被慢慢加溫一樣，最後水晶體就會變得混濁，而導致影像變暗、視力模糊，形成所謂的白內障。

由於白內障會讓水晶體增厚、聚光力增強，近視度數便會增加，這種不可逆的狀況，最終只能透過手術更換水晶體，因此在手術治療前，將持續受到視力模糊的影響。

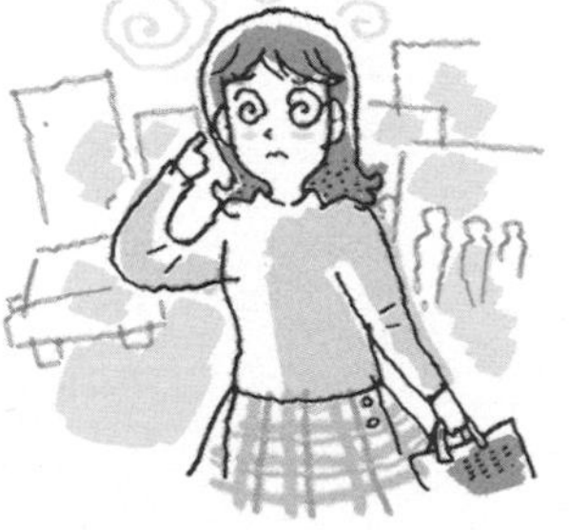

▲影像變暗、視力模糊？小心白內障已經找上你！

藍▼青光眼

青光眼主要是眼內壓力壓迫視神經，使視神經逐漸損壞的眼部疾病。眼睛是球體，必須要有一定的壓力才能維持球形，這種眼內的壓力稱為眼壓。眼睛是靠睫狀體分泌的液體來調節眼球的壓力，這種液體稱為房水，一旦眼睛分泌的房水排泄不正常，房水會積存造成眼壓增高，進而壓迫視神經，影響視力與視野，形成青光眼。

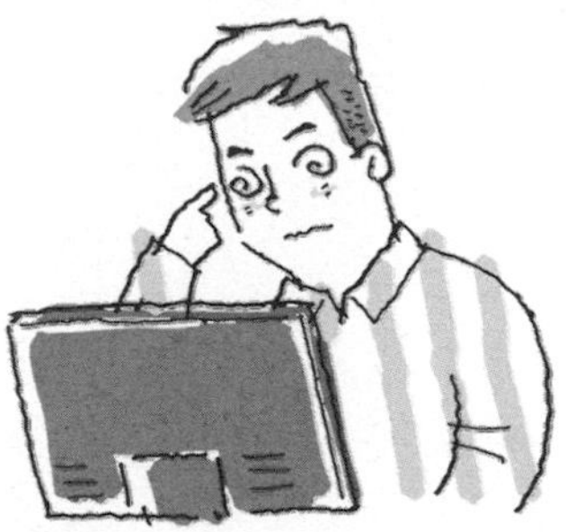

▲眼壓過高容易形成青光眼。

通常年過四十歲，有家族史或高度近視的人，為青光眼的好發族群。根據健保署統計顯示，青光眼患者十年內增加近七成，其中十歲到四十九歲的病患占兩成七，也就是每四名患者中，有一名是青壯年甚至是少年。

紅▼糖尿病視網膜病變（眼球病變出血）

除前四項「用眼不當」所導致的嚴重眼疾，糖尿病所併發的視網膜病變也不容忽視。台灣的糖尿病人口目前排名僅次於中國及印度，為全球「第三大國」，且隨著現代人生活型態的改變，糖尿病同樣有年輕化的趨勢。

事實上，除了糖尿病引起的視網膜病變是成年人視障的首要原因外，眼睛的每個部位也都會受到糖尿病的影響，像是導致角膜敏感度下降、虹膜長出新生血管、眼壓上升、調節力衰退等，進而引發白內障、黃斑部水腫各種棘手的眼睛病變。

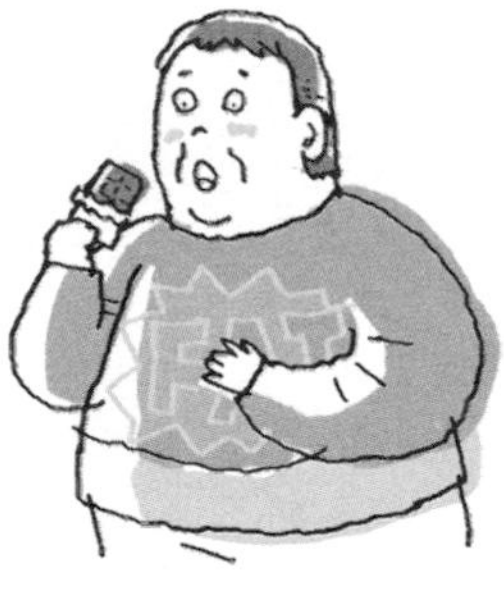

▲避免高糖、高油、高脂肪飲食，遠離糖尿病，避免眼睛病變！

2

預防視力早衰？
5 大檢查 & 關鍵警訊不可不知

眼睛是個有趣的器官。我們可以看見自己的腳趾、手臂，卻「看」不見自己的眼睛，因此很容易輕忽它所發出的求救警訊，再加上缺乏正確的檢查觀念，於是一拖再拖，最後拖出了大問題！

其實，只要定期進行眼部健康檢查，並掌握眼睛ＳＯＳ的求救訊息，視力早衰與眼部疾病不僅可以預防，而且可以及時獲得改善！

1 視力檢查1.0，不代表眼睛健康

經過前一章的說明，相信你已經明白維護視力的重要，但該怎麼做呢？當然，良好的用眼習慣和護眼策略是不可少的，即使眼睛已經出現問題的人也一樣，這部分我會在後續章節一一詳細說明。但除此之外，還要定期進行眼睛健康檢查，才能確保眼睛的健康狀態。

視力1.0，也可能罹患青光眼、視網膜剝離

提到眼睛健康檢查，也許你會說：「沒問題啊！我都有定期做視力檢查！」事實上，臨床上有許多人受到一般視力檢查結果的誤導，再加上由於「雙眼功能可互相支援」（好處是一顆壞了還有一顆，壞處是一顆會幫另一顆看，因此明明一顆眼睛已經壞了，卻只覺得看東西有點怪怪的，一直湊合著用），因而延誤病情，直到病程進展到嚴重階段才來求醫。

為什麼我會說一般視力檢查結果常會誤導民眾呢？假如沒有用，那是不是就不用檢查了？其實，一般視力檢查並非沒有用，而是不夠詳細；很多人認為，視力正常就是在一

5大眼部必做檢查

想要掌握眼睛健康，光做視力檢查是不夠的，必做的定期檢查項目至少有五項，其中三項可由專業驗光師進行，分別是：視力檢查、眼壓檢查與電腦驗光檢查，另外兩項：裂隙燈檢查與眼底檢查，則必須由醫師進行。

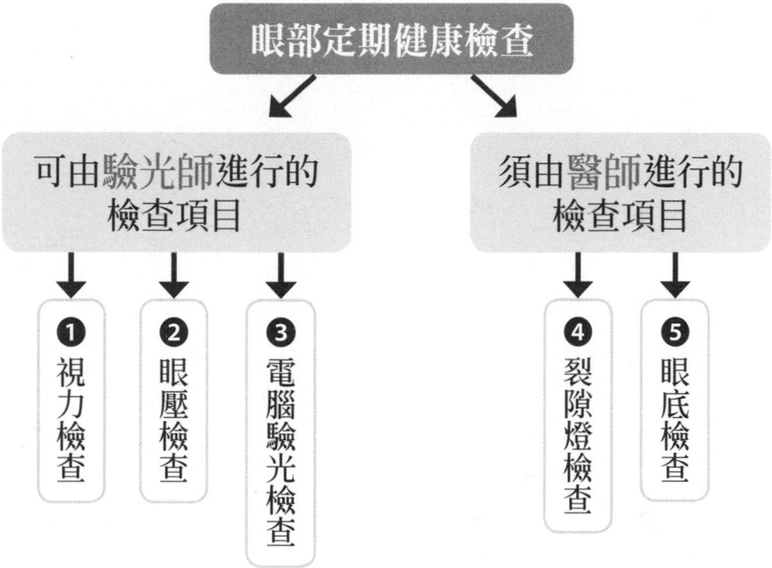

定的距離下能夠看清視力表中一・〇（或以上）的字型，但事實上，視力表檢查所獲得的視力值，只能表示「中心視力」，就算視力達到一・〇，也不表示眼睛就正常、健康。

我在門診時就常常遇到這種狀況；例如檢查確診病人有青光眼，但病人卻不太相信，因為自己明明還看得很清楚啊！這是因為青光眼造成的視野縮小與缺損是從周邊開始，中心視力往往最後才受到影響，所以病人仍可能有一・〇的中心視力，但其實看景物已像是「以管窺天」，只看

青光眼症狀——以管窺天

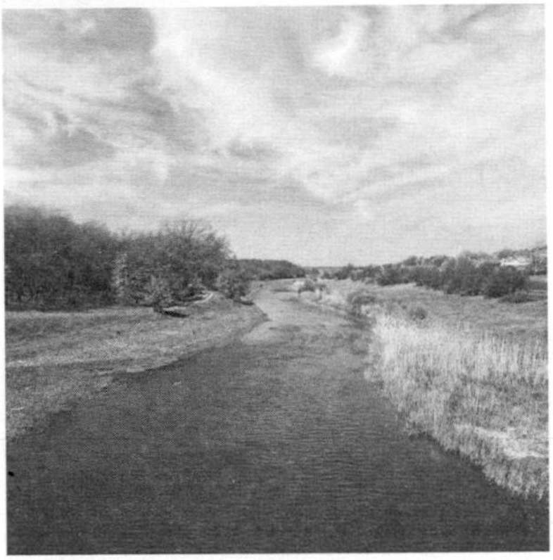

▲視力正常見到的影像。

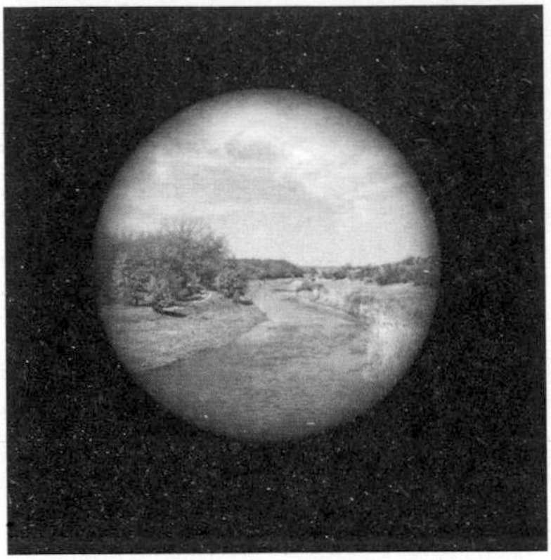

▲青光眼視野狹窄會造成「筒狀視力」或稱「隧道視力」。

得見中央景色而不是全景，但病人並不自知。

還有像視網膜剝離病人，如果病變在周邊視網膜，中心視力也可能仍維持一•〇；其他眼疾如：早期白內障、玻璃體混濁、早期的網膜色素變性、早期糖尿病等等，中心視力也都可能很正常。

失明會讓人生由彩色變成「黑白」，然而台灣人的用眼習慣與健康狀況卻容易造成五大嚴重眼疾，每一種都可能造成失明。想要避免生活「盲」目，就必須及早預防、定期檢查，尤其四十歲以上、罹患高度近視、糖尿病或3C產品高度使用者，更不能只關心視力，而應三個月或半年做一次完整的眼部檢查才行。

2 可由驗光師進行的檢查：「驗光」、「眼壓」、「視力」檢查

在眼部定期必做的檢查中，有三項是可由專業驗光師進行的檢查，分別是驗光、眼壓與視力，這三項檢查到底怎麼驗？查的又是什麼呢？接下來就讓我們分別了解：

驗光檢查▼

眼睛屈光狀態

「驗光」就是檢查光線射入眼球後的聚集情況，藉以判斷近視、遠視或散光、屈光問題，所以配眼鏡時都需要驗光。

檢驗方式有兩種，一種是用儀器檢查，可以初步測出眼球度數情況，一種是用一副可調換鏡片的眼鏡，試戴調整眼鏡度數。若眼睛疲勞時做檢查，測量出來的近視度數將會偏高，有些人可能本來沒有近視，只因為睫狀肌持續收縮，使水晶體厚度增加，而造成假性近視，這些是儀器和一般眼鏡行的從業人員無法判讀的，所以驗光最好找醫師或專業驗光師，才能驗出最正確的結果。

眼壓檢查▼

掌握眼壓，預防視神經的傷害

所謂的「眼壓」，顧名思義就是眼球的壓力。當眼球前房的房水排泄不良時，就會造成眼壓升高。

我在前面提過，眼壓過高、壓迫視神經會導致青光眼，那麼眼壓要多少才正常呢？大部分的人眼壓都小於二一 mmHg（大部分介於一三至二〇 mmHg），所以早年常直接將眼壓大於二一 mmHg 視為青光眼，事實上每個人的視神經對眼壓的耐受能力不同，臨床上仍有不少眼壓正常卻患有青光眼（視神經受損）的個案，因此現今的觀念是：「正常眼壓會因人而異」，而不再單以量測眼壓來診斷是否有青光眼。

還要注意的是，如同血壓會經常變動，眼壓也並非恆定不變。一天之中，早上較高、深夜較低；若從季節來看，則是冬天較高；此外如有熬夜、情緒起伏過大、近距離閱讀、長時間看電視或電腦等情況，就會導致眼壓上升。所以量到一次正常的眼壓，並不代表整天的眼壓都正常，反之測得高眼壓，也可能只是暫時性的狀況。

話雖如此，許多病症的診斷與治療，仍需要了解眼壓才能判斷，因此眼壓檢查已成為健康檢查的例行項目，同時眼科的初診患者，醫師都會測量眼壓。

視力檢查▼

黃斑部分辨影像能力

視力檢查相信大家都不陌生，然而多數人卻

未必真的了解它，才會誤以為「視力檢查一•○就代表眼睛OK沒問題」。

其實，視力檢查主要驗的是「中心視力」，也就是視網膜最敏感的部位——黃斑部中心分辨影像能力，而這項能力其實又可依識別遠、近物體的能力，區分為遠視力和近視力；一般透過視力檢查表所獲得的視力值，主要測的是遠視力，也就是距離五公尺眼睛所能看清楚的最小視標。

視標有各式各樣，記錄視力的方法也林林總總，台灣比較常用的是「Decimal Acuity」，也就是一般一•○、○•八之類的記錄方式。一般而言，視力狀況會隨著發育改變，小孩的視力在三歲時只有○•五，慢慢地隨著視力發育，六歲左右才有成人一•○的正常視力。

【驗光檢查】

驗光就是檢查光線射入眼球後的聚集情況，藉以了解眼球的屈光狀態。驗光對視功能的判定有重要意義，對視力減退的患者，只有在排除屈光不正的基礎上，才能正確診斷其視力障礙的性質，所以基本驗光檢查及視力檢查，不僅對做出正確診斷和正確治療是必要的，也是判斷眼病治療效果和預後情況的必要手段。

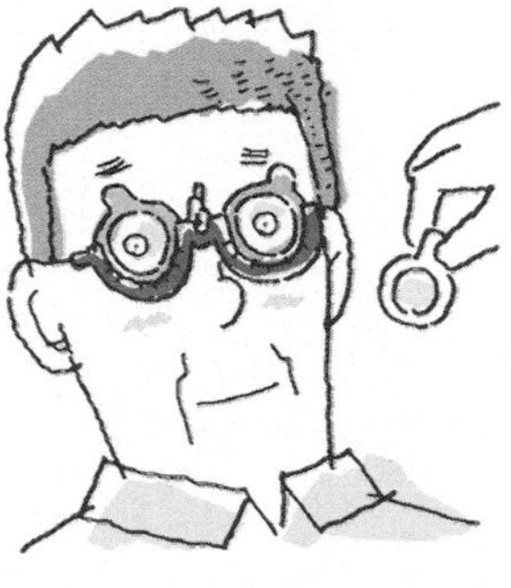

【眼壓檢查】

眼壓檢查儀器的種類很多，例如門診或健康檢查常見一種「用機器對著眼睛吹氣」的檢查，這種非接觸性檢查所測的就是眼壓。一般來說，眼壓過高就要小心視神經受壓迫、傷害，應進一步追蹤、檢查。

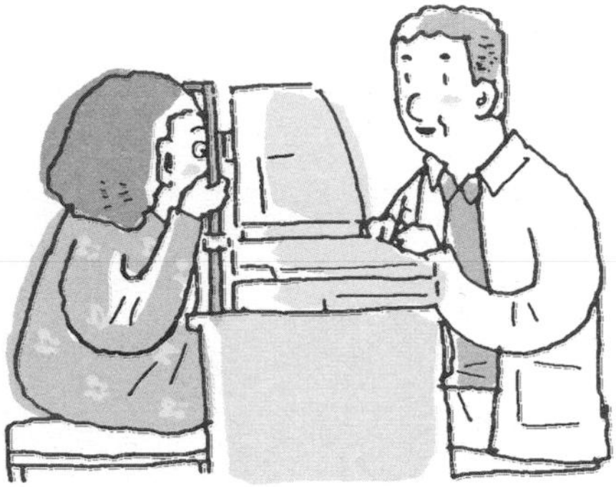

【視力檢查】

主要檢測視網膜黃斑部分辨影像的能力。從視覺運作的原理可知，如果鏡頭、對焦裝置（眼睛的屈光介質，如角膜、水晶體、玻璃體等）出問題，那麼無論底片（視網膜）再好，拍出來的照片仍舊是模糊不清的（視力下降）；所以視力檢查結果若未達標準時，可能是眼睛健康問題、屈光問題（包含屈光不正，如近視、遠視、散光，或是屈光介質混濁），甚至兩者都有，須搭配其他檢驗才能確認。

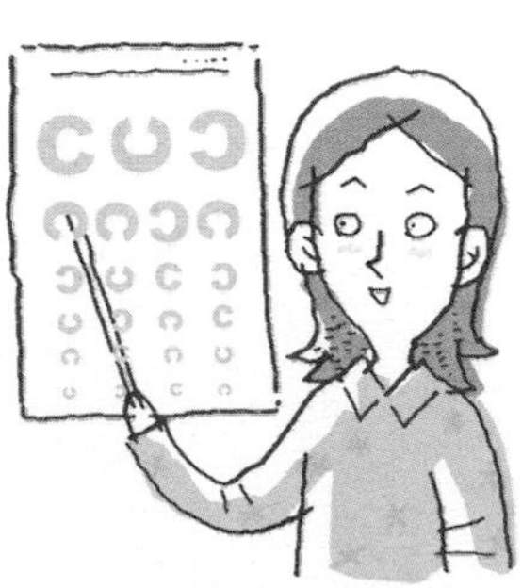

3 須由醫師進行的基礎檢查：「裂隙燈」、「眼底」檢查

在眼部定期必做的檢查中，裂隙燈和眼底檢查是一般人較不熟悉的，這兩項檢查如何進行？可以幫助我們了解什麼呢？

裂隙燈檢查▼檢查眼前部

（角膜、虹膜、水晶體及玻璃體）

顧名思義，「裂隙燈」就是燈光經由裂隙對眼睛進行照明，此時所形成的窄縫光源在通過眼球各部位的透明組織時，會形成一系列的「光學切面」，能清楚觀察眼前部表淺的病變，如結膜、角膜、虹膜、前房瞳孔、水晶體及表淺玻璃體，是眼科臨床的重要檢查。

眼底檢查▼檢查眼後部

（玻璃體、視網膜、脈絡膜和視神經）

眼底檢查是檢查玻璃體、視網膜、脈絡膜和視神經的重要方法，因為這些部位的位置在眼球後部，因此稱為「眼底」。

由於許多全身性疾病如高血壓、腎病、糖尿病、妊娠毒血症、結節病、某些血液病等均會合併發生眼底病變（如黃斑部水腫、眼中風、視神經炎等），因此這項檢查除了可確實了解

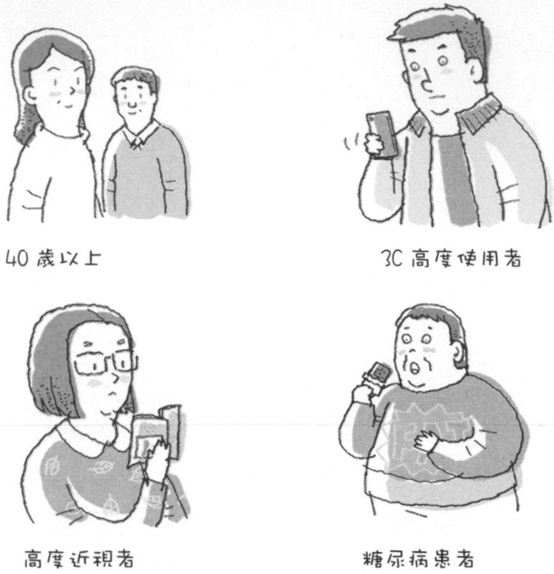
40 歲以上
3C 高度使用者
高度近視者
糖尿病患者

▲ 40歲以上、高度近視、糖尿病患和3C高度使用者，應每半年進行眼部檢查。

眼睛狀況，也可藉以偵測出上述疾病是否已產生血管性病變，而檢查結果也可做為病程研判及治療參考。事實上，臨床上有相當多病例，都是經由眼底檢查，才發現患有全身性疾病而接受治療。另外，如飛蚊症、視網膜剝離、黃斑部病變、青光眼或先天性遺傳性疾病，都必須依靠眼底檢查才能診斷。

以上五項檢查，都是現代人每年應定期進行的眼部必做檢查，尤其四十歲以上、罹患高度近視、糖尿病或3C產品高度使用者，更應將時間縮短，每半年檢查一次。

當然，這些只是基礎檢查，針對現代人的用眼習慣與眼部問題，現在還有「睫狀肌調節微動分析」、「黃斑部色素密度檢測」等檢查，可及早發現眼過勞、黃斑部病變等問題。

【裂隙燈檢查】

檢查在暗室進行。首先調整病人的座位，讓病人的下頜擱在托架上，調整各部件，使裂隙燈與顯微鏡成三〇至五〇度角。檢查時雙眼要自然睜開、向前平視，此時檢查者一手前後移動顯微鏡，使光線焦點落於角膜上，另一手調整裂隙光線的長短及寬窄，使角膜上出現清晰的光學六面體，藉以進一步觀察檢查角膜、虹膜、水晶體及表淺玻璃體。

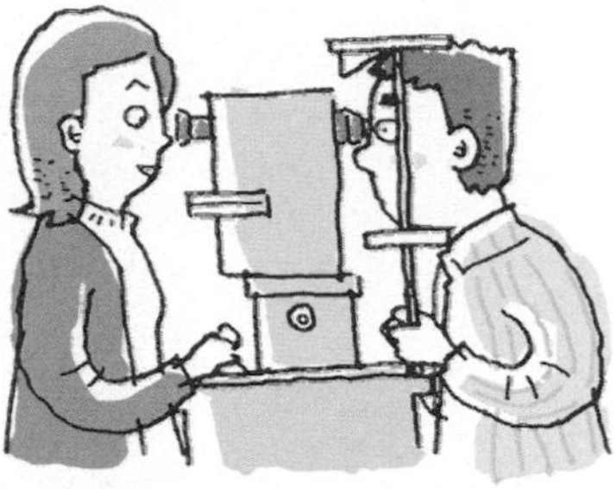

【眼底檢查】

這項檢查可以看到視網膜的色澤、視網膜的血管、黃斑部的顏色、以及視神經乳頭的形狀、顏色、乳頭凹陷的情形，有時還可以看到脈絡膜的大小血管。檢查方式分成直接和間接兩種：「直接眼底鏡」為透過眼底鏡直接穿過瞳孔查看眼睛後方，檢查局部的黃斑部和視神經，「間接眼底鏡」則需要點散瞳後關燈進行，用以檢查黃斑部、視神經以及視網膜，並檢查周邊視網膜有否裂孔及剝離。

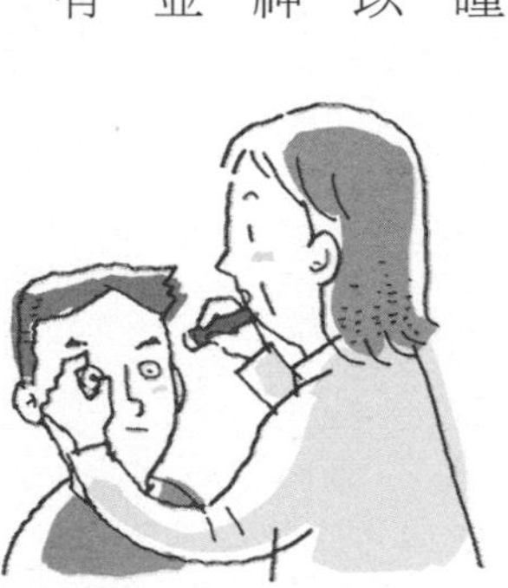

4 掌握眼睛5大SOS求救訊息

及早發現、及時治療，是防治眼睛病變的最佳方法，但除了每年應該做的定期眼科檢查外，平時也應留意眼睛有無異樣，特別是我們習以為常的小症狀，其實都是眼睛SOS的求救訊息，不可輕忽：

症狀① 眼睛紅癢、眼屎過多

★眼睛過敏、發炎的SOS

眼睛癢、眼皮及結膜紅腫，或是有眼部灼熱感、水樣分泌物增加等症狀，就是過敏性結膜炎的表徵。一般是由環境（天氣乾燥、季節交替）引起，須立刻就醫，避免症狀加重。此外，建議可採局部冷敷或冰敷方式，舒緩眼睛腫脹、發癢的不適感，但要避免自行購買眼藥水，若配戴隱形眼鏡者，則應暫時停止使用。

要注意的狀況還有眼屎。由於眼睛是唯一直接接觸外界的黏膜組織，當眼睛發炎時，眼睛就會產生分泌物。換句話說，當眼屎大量增加，就是眼睛生病的警訊。像是早上起床揉眼角，會揉出一小顆透明或蛋白色的眼屎，是正常且健康的。但若一天得清理好幾次眼屎，或是眼屎的顏色與質地改變，例如變成濃稠的黃色或綠色，又或者是半透明的粘液狀，甚至量多到擠滿眼角，甚至黏住眼皮和睫毛的話，就可能是急性發炎等眼部病變，一定要趕緊就醫才行。

症狀② 眼睛痠痛

★眼睛過度疲勞的SOS

現代人長時間使用3C，因此眼睛容易有痠、麻、脹、痛等不適感受，這正是眼睛負擔過重、睫狀肌所發出的求救訊息，建議你運用定時功能，強制自己每專注目視三十分鐘就應休息十分鐘，才不至於造成眼睛過度疲勞，影響眼睛健康。

症狀③ 突然畏光、眼睛痛、視力模糊

★角膜發炎或淚液分泌不足的SOS

所謂「突然畏光」，指的是眼睛在普通光度下也覺得不適的情況。最常造成眼睛畏光的原因是眼睛前段的炎症反應，包括角膜炎、角膜異物、角膜破皮、角膜潰瘍等。這類炎症的眼疾應迅速至眼科求診，在適度治療後，即可改善眼睛畏光的情形。另外，如乾眼症患者因缺乏足夠的淚液滋潤，對外界刺激較敏感，也會有眼睛畏光的情形。只要減少對眼睛不必要的刺激，在醫師的指示下使用人工淚液，即可改善畏光情形。

症狀④ 視野缺損

★視網膜剝離、青光眼的SOS

視野是眼睛能夠看到的整個範圍，而視野缺損就是看事物時，有陰影擋住視線或某個角落

看不清楚。這是一種嚴重的病症狀況，表示可能有視網膜剝離、青光眼等眼部疾病，再不及時處理，恐怕會造成無法挽回的視力傷害。

值得注意的是，有些疾病不會同時影響兩個眼睛，所以單眼出問題時，患者常不覺得有異狀，因為雙眼是同時看向同一目標，雙眼形成的影像會在腦內產生融像的作用，所以一眼的視野缺損，可以被另一正常眼的視野填補，不太容易感覺出異樣，建議平時可以遮住單眼做自我檢測，比較兩眼的視野範圍是否有差異，可有助發現此類病變。

特別要提醒的是，假如感覺到眼窩疼痛或整個眼球脹痛，甚至有頭痛、想吐，或是視覺變得模糊時，就可能是眼壓過高。由於眼壓過高會對視神經造成嚴重傷害（例如青光眼），所以這時即使視野並無異狀，仍建議立即就醫，以免錯失黃金治療時機。

症狀5 影像扭曲

★視網膜&黃斑部病變的SOS

所謂的「影像扭曲」，就是看東西會變形、把直線看成曲線或線條中斷的情況，是視網膜黃斑部產生病症的表徵。由於許多疾病不會同時影響兩個眼睛，所以單眼受影響時，病患常不覺得有任何症狀，建議讀者平常可以利用牆上磁磚、象棋棋盤、排好麻將或方格子作業簿方格型物品，或以阿姆斯勒方格表進行自我檢測（見一四四頁），如果發現方格的線條有扭曲、變形、黑影或線條中斷的現象產生，請立刻就醫治療。

你是「視力早衰」高風險群嗎？
11 大症狀需警戒

3

眼睛乾澀、疼痛，眼壓過高、近視、老花，以及時下「流行」的電腦視覺症候群和低頭族眼症，都是現代人常見的眼部問題；然而就因為「太常見」以及「容易治癒」，往往被輕忽了。要知道，這些問題的背後，其實隱藏著「視力早衰」的風險！

本篇將針對11大現代人常見眼症的早衰風險，由輕到重依序發布灰、黃、橙色警戒。

你的眼睛也該警戒了嗎？快來看看吧！

1 灰 眼睛疲勞（痠脹、畏光、乾澀……）

◎**自己可察覺的症狀有：**眼睛乾澀（淚液分泌不足）、眼睛紅（充血）、疼痛、癢、異常分泌物、視野異常、視力模糊、複視、畏光、眼眶痛、看東西時很吃力，以及頭痛、噁心感、頸背痛等症狀。

在台灣，眼睛必須死盯電腦的上班族，很容易有「眼睛疲勞」的問題。基本上，眼睛疲勞是一種正常的生理反應，就像身體疲勞一樣，只要經過適當休息與調養就可以消除，也因此這些症狀對許多人來說並不陌生，出現時人們大都也不以為意。但為什麼我會認為眼睛疲勞已經是灰色警戒、應該注意呢？這是因為眼睛並不是容易疲勞的器官，在健康狀況和環境良好的情況下，即使長時間工作，眼睛也不會感到疲累才對；換句話說，這些症狀都是眼睛的求救訊號，倘若這些症狀又經常出現，就表示「視力早衰」的手已經悄悄伸向你。

小心眼睛「過勞死」！一旦出現疲勞，請趕快停止工作並適當休息

眼睛疲勞的原因有許多，首先長時間、近距離專注用眼（例如看書、看文件、看電腦），造成眼睛肌肉持續緊繃，就像過度運動（爬很久的樓梯）後雙腿會痠痛一樣；再加上現代人常緊盯手機、平板電腦不放，等於強迫眼部肌肉跑馬拉松，當然會疼痛不適。

另外，由於負責調整焦距的睫狀肌一直處於用力收縮的緊張狀態，長久下來對焦能力減弱，也會導致暫時性的近視，以及不到四十歲就有老花眼的情況。

此外，長時間緊盯螢幕，眨眼次數太少（僅為正常的三分之一），讓淚水分泌減少、眼睛缺乏滋潤，加上張眼時，眼球一直暴露在外，增加水分散失，不僅會造成眼睛乾澀不適、眼皮和眼球間摩擦變嚴重的情況，還可能導致角膜出現點狀破損或破皮。所以眼睛疲勞就是眼睛所發出的警訊，提醒我們：「我已超時工作、我要休息！」假如仍沒適時休息、繼續使用，傷害會加劇，演變成頭痛、嘔吐、乾眼症、角膜刺痛等等。

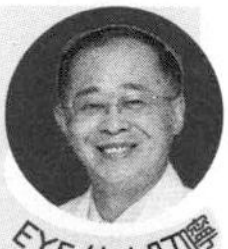

EYE的小叮嚀

洗眼液別亂用！

有些人經常使用「洗眼液」來緩解眼睛疲勞的症狀，但過量使用洗眼液可能會沖掉有益保護菌，反而破壞淚液層的平衡狀態，進而形成角膜炎，嚴重甚至可能潰爛。建議洗眼液應該要視為輔助工具，一旦出現眼睛不適要立即停用，並儘速就醫檢查，以免延誤病情。

快看看！你是不是「眼過勞」的高風險群？

現代人常用眼過度、精神壓力大，可能併發視網膜脈絡膜炎，導致眼前彩色世界轉而黯淡、扭曲到一片模糊，甚至因視網膜血管阻塞，瞬間陷入黑暗。我所任職的新竹國泰醫院不久前曾做過一項臨床統計，結果顯示「眼過勞」的患者近年暴增 2 ～ 5 成，而且平均年齡下降、有年輕化的趨勢！其中更發現，有下列 6 種情況的人，會因生活習慣與生理狀況特別容易出現「眼過勞」的狀況，一定要特別注意！

❶	連續熬夜加班工作者	❹	懷孕
❷	老闆主管階級	❺	經常喝酒
❸	A 型人格	❻	長期服用類固醇或精神科藥物者

2 大要訣，幫你有效消除眼睛疲勞！

Tip1. 閉目養神

讓眼睛肌肉放鬆的最好方式就是閉眼休息，建議每天看螢幕半小時，就閉眼休息 10 分鐘。

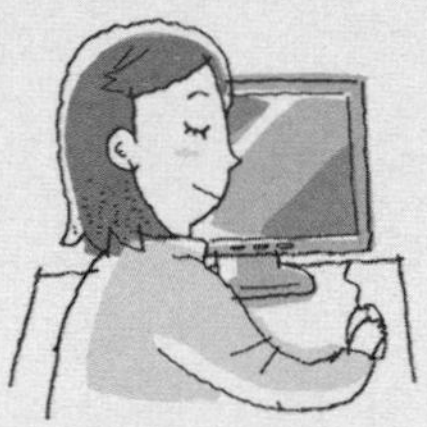

Tip2. 熱敷眼睛

閉眼熱敷 3 分鐘。可用乾式熱敷眼罩，或將雙手搓熱，再輕放在眼睛上。

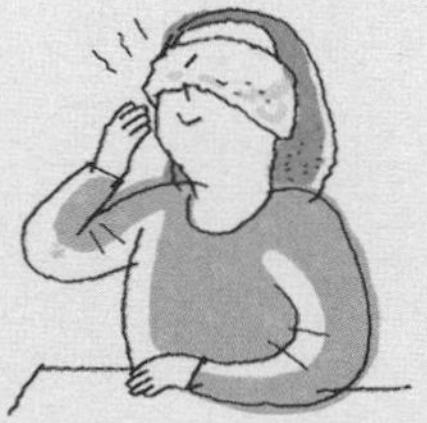

2 灰 眼性高壓、緊繃性高壓

◎**自己可察覺的症狀有：**感到頭痛、噁心、想吐。

在上一章眼部檢查以及五大關鍵警訊中，我們已對「眼壓」有初步的認識，也知道並沒有所謂的「正常眼壓」，而只有「你能忍受多高的眼壓」。

換句話說，如果檢查發現眼底視神經盤（簡稱「視盤」）的形態出現改變，如：凹陷增大，甚至視野出現缺損時，就算眼壓低於二〇mmHg，也必須稱為「低壓性青光眼」，但若是其他檢查都正常，只是眼壓高一點，那麼就只能稱為「眼性高壓」。

「眼性高壓」雖然無害，但仍需要持續追蹤

「眼性高壓」與一般「眼壓變高」的情況不同，前者屬長期狀況，必須經過多次眼壓測量，確定眼壓雖然超過統計學正常值範圍但並無其他異常，也就是視神經對眼壓的耐受度較高；而後者則偏向臨時狀況，例如熬

夜後眼壓變高或青光眼。而因為是偶發狀況，所以不能以此判斷視神經的耐受度，仍需進一步檢查。

不過，「眼性高壓」的表現雖然比較良性無害，但畢竟具有與青光眼同樣的病理因素（高眼壓），而且事實上，也確實有少部分的「眼性高壓」最後發展成青光眼，因此持續追蹤眼壓是絕對必要的。

用眼過度導致「緊繃性高壓」，連大腦都會受影響！

雖然「視神經對眼壓的耐受度較高」的人有一定的比例，但無法長期承受高眼壓的人其實占多數，然而對現代人來說，因用眼過度而導致眼壓感覺升高，卻是相當普遍且嚴重的另一類型狀況。

這種因睫狀肌過勞所造成的眼球「緊繃性高壓（Eye Tension）」，會引發許多不適症狀與生活上嚴重影響。因為用眼過度除了造成眼睛不適，連帶也會感覺頭部壓力升高；相對地，精神壓力升高，也可能影響眼睛並造成眼睛的病症。

所以眼、腦二者交互影響造成的傷害，包含了無形的精神影響以及實體的疾病，常見的狀況有：

❶近視

長時間緊盯螢幕，首先會引發「假性近視」，或使原有的近視度數越來越深。

❷中樞神經反射性干擾

眼球「緊繃性高壓」常造成腦部不能放鬆，之後不由自主的會有一些精神症狀的表現，常見包括急躁、焦慮、憂鬱、情緒不穩等；當情況成為慢性時，甚至會有沮喪或驚恐的表現。

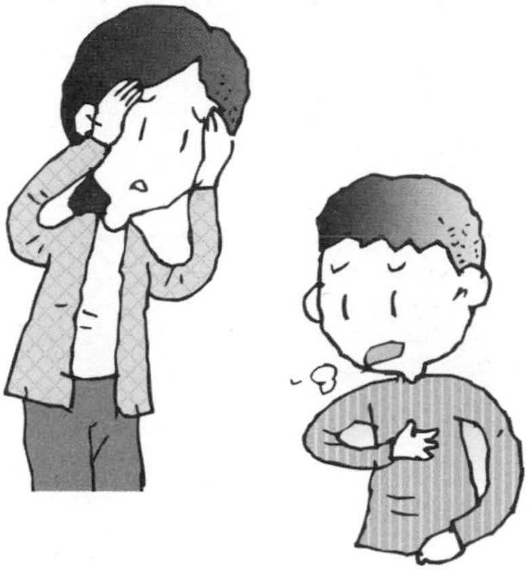

▲頭痛、噁心、想吐，都有可能是眼性高壓和緊繃性高壓的自覺症狀。

❸眼過勞

用眼過度加上精神壓力升高，易引發眼內黃斑部積水，造成病患中心視力模糊，有時會有遠視的感覺，不能及時紓壓，往往就會影響視力，而且容易反覆發作。

❹自發性黃斑部病變

這類患者通常年齡不高，近視度數也不深，但由於高度依賴光線、用眼過度的關係，黃斑部氧化壓力升高，再加上交感神經作用讓瞳孔放大，使得光線過度聚焦，因此容易造成黃斑部出血或水腫。

8大眼壓病變高風險群，請定期檢測「眼壓」！

❶	青光眼家族史	❺	高度近視
❷	常頭痛、噁心、嘔吐	❻	常點用眼藥水（不論散瞳或類固醇）
❸	老人家	❼	糖尿病
❹	白內障	❽	甲狀腺疾病

改善「緊繃性高壓」必須「雙管齊下」！

Tip1. 眼部紓壓

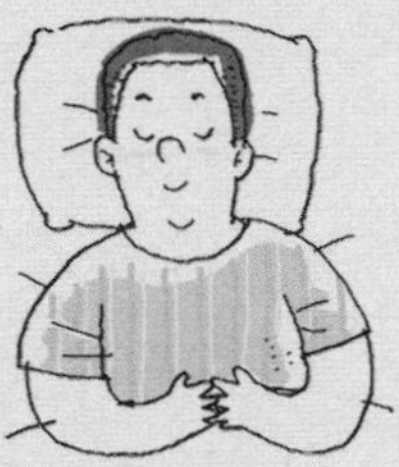

「閉眼或睡眠」讓睫狀肌不需對焦，另外也可點用睫狀肌鬆弛劑，讓眼睛獲得充分休息。

Tip2. 頭部減壓

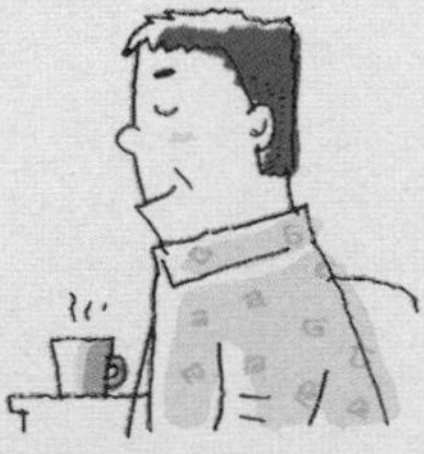

「放空」讓大腦不要思考，但不建議用看電視、打撞球等聲光娛樂方式，或是近來風靡上班族的著色繪本紓壓，因為這類活動與眼部紓壓方式往往相抵觸，有時甚至還會增加眼睛負擔。

3 灰 乾眼症

◎**自己可察覺的症狀有：**眼睛乾澀、容易疲倦、想睡、會癢、有異物感、痛灼熱感，眼皮緊繃沉重、分泌物黏稠，怕風、畏光，對外界刺激很敏感，暫時性視力模糊；有時眼睛太乾、基本淚液不足反而刺激反射性淚液分泌而造成常常流眼淚的症狀，嚴重時眼睛會紅、腫、充血。

當眼睛的淚液出問題，不能均勻地溼潤眼睛表面而造成種種症狀，就是「乾眼症」。

值得注意的是，十多年前眼科門診患者僅三成有乾眼症，而且多半是中老年人。但現在高達七成患者都有乾眼症，究其原因，環境污染源與溫溼度變化、個人健康與壓力，以及緊盯螢幕時間變長，都是致病共犯。

三高、壓力、環境污染和「常用3C」是爆「乾」主因

以往乾眼症的原因多是由年齡與疾病引起，像是六十歲以上長者與停經後女性，因為淚腺管腔萎縮導致眼淚分泌減少，或是如僵直性脊柱炎、風溼性關節炎等風溼免疫疾病患者，因為白血球攻擊淚腺，而使淚腺發炎以致於

淚液難以分泌。相較之下，近年來乾眼症患者不僅人數成倍數攀升，而且原因更加多元，常見的因素有：

❶環境因素

現在環境污染嚴重、空氣品質差，污染源塞住淚腺使其分泌不出淚液，不只易引發乾眼症，更容易造成眼睛黏膜組織發炎，如角膜炎、結膜炎。

❷健康因素

淚液是血液中血清滲透到管線內而形成，而人數越來越多的三高患者血液油脂成分高、混濁，分泌的淚液自然較少，且淚液內抗體也較少，易增加乾眼症和感染風險。另外，當壓力大時，荷爾蒙分泌改變，淚腺分泌減少，也會造成乾眼症。

❸習慣因素

例如「常用３Ｃ」的電腦族或低頭族，因為緊盯螢幕而忘了眨眼，乾眼症就容易上身；尤其是必須待在無塵室裡的竹科工程師，眼睛緊盯電腦或儀器，一分鐘眨眼不到五次，甚至只眨二、三次，最容易引發乾眼症。臨床上十個工程師就有六個有乾眼症，堪稱竹科人的職業病。

乾眼症是必須長期治療的眼睛疾病，病情會隨著個人情況而不同。有些人除了覺得眼睛痠痛乾澀，還會有異物感，甚至影響作息，長期忽略還會造成角結膜病變而影響視力。

有沒有乾眼症，得先經過眼科醫師做淚液分泌試驗，才能確定淚液分泌是否過少。一旦確定有乾眼症，必須定時滴人工淚液，較嚴重的患者，每小時就要點一次；目前市面上也有販售人工淚液，可以自行購買使用，但要注意有些人工淚液含有防腐劑，因此就算要自行購買，至少看過眼科醫師再使用，較能確保安全。

3 撇步有效預防乾眼症

Tip1. 補充好油

眼淚分 3 層，最表面 10 分之 1 是油層，主要功能在保護底下 10 分之 8 的水層，而蓋在眼角膜上的 10 分之 1 則是黏液層，幫助水分抓住眼球表面，而乾眼症患者 9 成主因在「壞油」，因為油層揮發，下面水層隨之減少，因此建議多補充魚油及亞麻仁油，轉變成好油，增加淚油層功能。

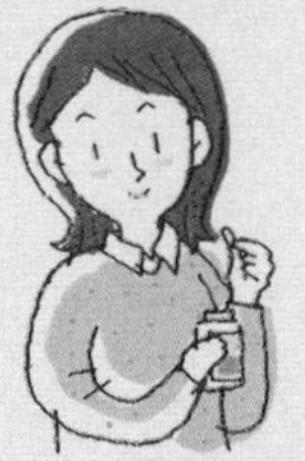

Tip2. 人工淚液

人工淚液可加強水層和黏液層，嚴重的患者每小時就要點 1 次；一旦罹患乾眼症，建議最好少戴隱形眼鏡，如果一定要戴，請和醫師討論如何搭配使用人工淚液。

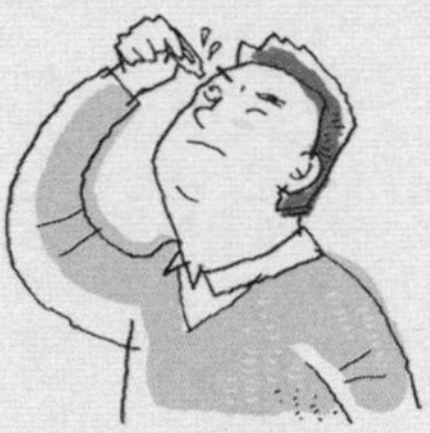

Tip3. 使用熱敷眼罩

熱敷可讓淚腺不易阻塞，而且可以增加局部血流，改善組織內氧氣含量，以及降低造成發炎的化學物質，減低局部的痠痛感覺；理想的熱敷應該在 40℃～ 45℃之間，且注意熱敷前一定要先拿掉隱形眼鏡。

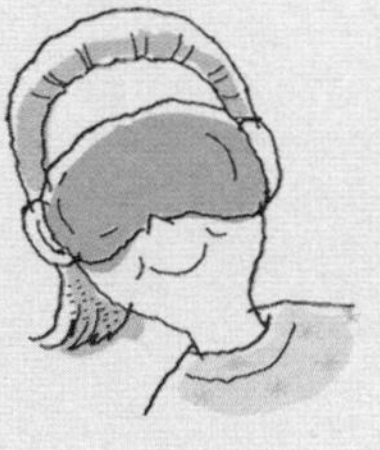

4 灰 假性近視

◎自己可察覺的症狀有：眼睛看遠方的時候，突然覺得模糊不清，去配新眼鏡，卻覺得怎麼配都不合……

近視的主要症狀，就是看遠方會覺得模糊不清，在眼部疾患中，可說是人們最熟悉的眼部問題。不過，假如「看遠方會模糊不清」的情況是在用眼過度後突然發生（短時間內大幅度加深度數），那麼請先別急著去配新眼鏡，因為這種狀況，很可能是「假性近視」。

假性近視不及時治療處理，就會變成真正近視

既然是假性近視，當然就不是真的近視。我們已經知道，眼睛能看遠、看近，主要是眼睛的「睫狀肌」和「水晶體」在調節，才能將影像正確聚焦在視網膜上，讓我們看清楚物體。

如果長時間近距離看東西，使睫狀肌過度收縮、痙攣，這時再看遠處時就會因為無法立刻放鬆，使聚焦位置偏移而感到模糊不清。不過，這種狀況是暫時性的，只要及時治療

處理、讓雙眼放鬆休息，所增加的近視度數是可以恢復的，因此才稱為假性近視。

一般來說，假性近視較容易出現在孩童身上，這是因為小孩子的睫狀肌調節能力比較強，所以出現假性近視的機會也較高。

值得注意的是，在許多家長的縱容下，學童暑假期間平板、手機不離手，光是一個暑假，兩百多位求診的孩童中，度數增加的比例就高達八成，平均增加一百度，而且增加超過二百度的也不少！雖然，假性近視還不算真的近視，但如果放著不管，讓睫狀肌繼續緊張，長期下來將使睫狀肌變得肥厚而很難緩解，甚至造成睫狀肌提早退化無力而無法收縮，因而「弄假成真」。

越來越多成年人罹患「電腦族假性近視」

近年來隨著 3C 的普及，這個過去在成人身上不容易出現的假性近視，已有激增的趨勢！

臨床觀察發現，這些人大都是因為整天近距離盯著電腦螢幕的「電腦族」，而且大都有「眼鏡越配越深，而且怎麼配都不合」的情況，這是因為假性近視的度數是不穩定的，通常只要經過休息就會恢復，所以這時配眼鏡，就會有「度數配淺了看不清楚、度數配深了又戴得不舒服」的情形。因此電腦族如果發現近視度數突然加深，在配新眼鏡之前，不妨先到眼科給醫師做詳細檢查，以釐清自己是否為電腦假性近視一族。

我有「假性近視」嗎？3步驟檢查立即揭曉

步驟 ① 電腦驗光

測出近視的度數，假設為 **600 度**。

步驟 ② 測視力

戴著 600 度的眼鏡可以矯正視力為 1.0，表示中心視力正常。

步驟 ③ 散瞳

點散瞳劑 30 分鐘後再重新驗光，如果電腦驗光變 **500 度**，而且測視力時，用 500 度的眼鏡可以矯正視力為 1.0，則可以判定此人有 **100 度**的假性近視。

假性近視治療步驟須相互搭配，效果才能相輔相成

以上述狀況：實際近視 500 度（散瞳後電腦驗光結果），有 100 度假性近視為例：

① 眼鏡的使用技巧

只需要配戴 500 度的近視眼鏡，但是在使用電腦時，就必須換一副 400 度的眼鏡。若是使用隱形眼鏡，則看電腦時必須再戴一副 100 度的老花眼鏡（凸透鏡）調整度數，分擔睫狀肌的收縮，避免造成僵硬痙攣。

＋

② 藥物治療

以睫狀肌放鬆劑眼藥水治療，來放鬆眼球。無論度數多寡，每天睡前點 1 次即可。

＋

③ 改變工作環境

- **抬眼時可以看到遠處**：忌諱封閉的空間，若辦公室環境有隔板，最好降低個人隔板高度。
- **電腦螢幕最好保持水平或低於眼睛 15 度左右**（如下潛式電腦桌）：螢幕太高造成眼睛向上吊著看，眼睛壓力大，容易不舒服。
- **可在辦公桌放些遠近不同的照片或盆景，每看螢幕 40 分鐘休息一下**：讓眼睛有調節休息的機會，特別是中午要有午休，不要硬撐著工作。
- **選擇大螢幕**：如果預算充足，較大的螢幕（如 15 吋，甚至是 17 吋）是比較好的選擇。

5 黃 近視

◎自己可察覺的症狀有：・眼睛看近處清楚，但看遠處的東西會覺得模糊不清。

提到「近視」，想必大家都不陌生，因為你很可能就是近視一族。但你可能不知道，「近視」在我的風險歸類中，可是須特別注意的「黃色警戒」！

人眼原本就是設計用來看遠方

身為眼科醫師，我認為台灣人對「近視」問題太過輕忽，殊不知合抱之木、生於毫末，近視本來就是一種「病理」狀態，不僅容易造成眼球提早老化，一旦發展成高度近視，更容易引發白內障、青光眼、視網膜剝離或黃斑部病變等嚴重疾患！

想要預防近視或防止近視度數加深，最重要的關鍵就是養成良好的用眼習慣（詳見第五至七章），尤其是避免長時間近距離看東西。

雖然眼睛可以經由睫狀肌和水晶體的調節力，把影像拉到視網膜上，但從解剖構造來看，一個沒有度數的眼睛，可以毫不費力的把遠方影像投射在視網膜上，這便是所謂的「正視」。換句話說，眼球的結構是用來看遠的，也就是看遠的地方最不需要使力，可以很輕鬆很舒服的看，但是看近的地方，由於要聚焦，睫狀肌就必須「使力」調節；所以長時間近距離看東西，會造成睫狀肌過度收縮、用力，日積月累就像運動員的肌肉一樣變得粗壯肥厚，而水晶體也會因持續膨脹而產生變化，就像氣球雖然有彈性，但長期灌氣撐開後會變形一樣。這麼一來，就像相機對焦元件「變形」了，拍出來的照片也就模糊不清。

在眼睛的睫狀體變得粗壯肥厚，水晶體膨脹變形的雙重影響下，我們看遠時，遠方物體不能呈像於視網膜上，而是「聚焦在視網膜前」，這種狀況就是近視，屬於「屈光不正」的情況之一，另一種「影像呈現在視網膜後」的狀況則稱為遠視，兩者都需要配戴眼鏡矯正，將影像聚焦位置拉回到視網膜上才行。

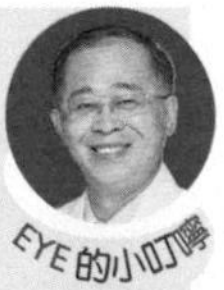

孩童更要小心近視！

孩童罹患近視度數會以一定速度增加，而且在小學一到四年級階段增加速度最快，因此更要小心預防近視，特別是3C產品的使用。因為孩童的睫狀肌反應靈敏強大、但放鬆不易，容易導致假性近視度數大躍進，加上水晶體較清澈，無法有效抵擋藍光，而且黃斑部又尚未成熟，因此不當使用3C產品，還可能造成視網膜黃斑部永久損傷。

提醒家長，六歲以前的孩子儘可能不要使用3C產品當保姆，六歲以後的孩子則應謹慎控制使用電腦、平板、電視觀賞時間，且每使用三十分鐘就讓眼睛休息十分鐘。日常生活中多補充黃綠色蔬菜，並且多帶著孩子一起到戶外走走，才能避免高度近視、白內障甚至黃斑部病變的魔掌，蒙上孩子的眼睛。

近視患者度數「停損」2 要訣

Tip1. 用眼 30 分鐘，休息 10 分鐘

近視的原因是長時間、近距離用眼所造成，因此已經近視的人，首要任務就是設法「停損」，讓近視不再惡化、加深，也就是重新養成正確用眼的習慣（詳見第5章），特別是「用眼30分鐘，休息10分鐘」，避免長時間用眼。

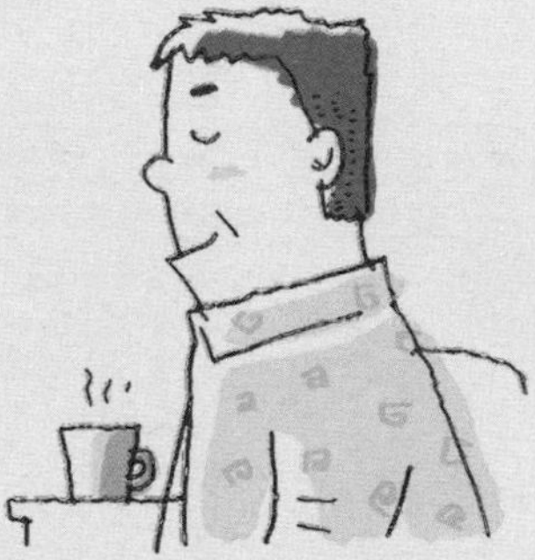

Tip2. 多戶外活動

戶外遠距離視野可以減少眼睛肌肉緊張，同時陽光會增加視網膜多巴胺分泌的量，進而抑制眼軸增長變成高度近視，因此每天若能從事戶外活動2小時，即使只是公園散步，也能有效延緩度數加深。

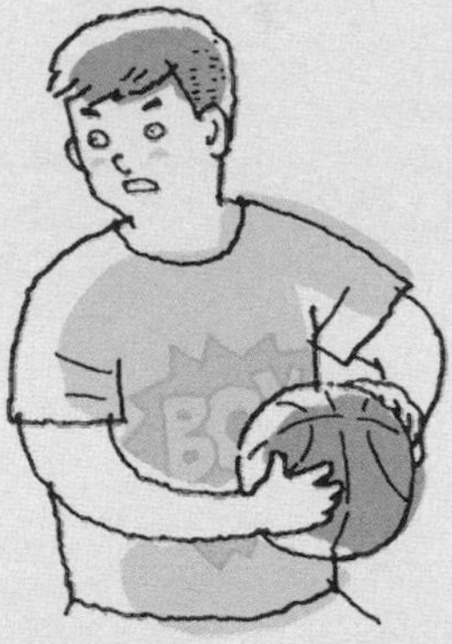

近視、遠視都屬於「屈光不正」，導致影像無法聚焦在視網膜上

屈光不正：看遠時影像狀態

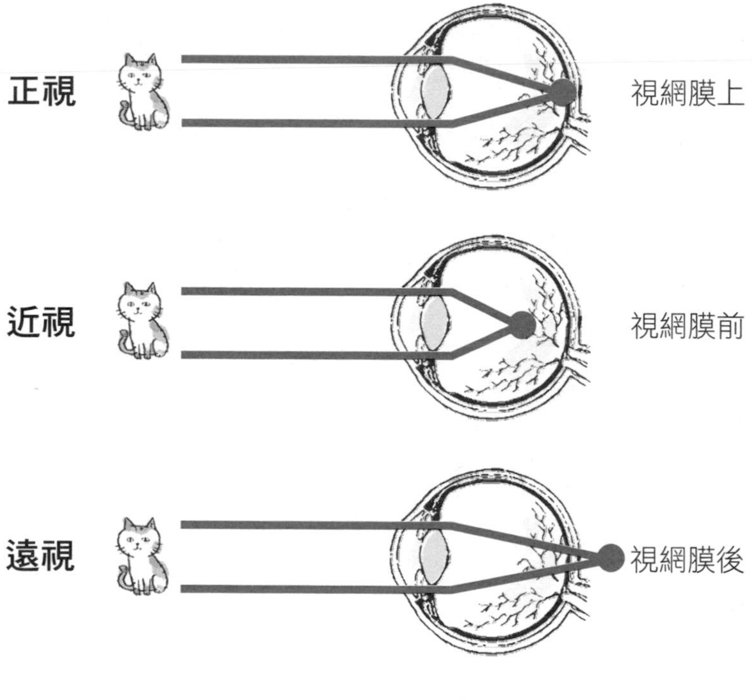

▲眼睛水晶體如同凸透鏡，它能將外來之光線聚焦成像在視網膜上；看近物時，睫狀肌會用力收縮，牽動水晶體使其膨脹，這時水晶體的聚光能力變強，就能將看近時造成的視網膜影像拉到視網膜上，擷取到清晰的影像。

6 黃 遠視

◎**自己可察覺的症狀有：**看近處模糊，但看遠處卻很清晰。

我們已經知道，遠視與近視都屬於「屈光不正」問題，差別只在於影像聚焦位置，一個在視網膜前（近視），一個在視網膜後（遠視）；因此，近視是「看近不看遠」，遠視則是「看遠不看近」：也就是看書（近距離）可能有問題，但看高速公路看板（遠距離）卻反而很清楚。

要注意的是，雖說遠視同樣只要配戴眼鏡矯正，將影像聚焦位置拉回到視網膜上就好，但臨床上大部分患者卻不見得會這麼做，甚至根本沒發現自己有遠視而延誤就醫時機。

遠視不矯正，可能導致兒童弱視和鬥雞眼

遠視是因「先天性的眼睛發育不全」所導致，所以有遠視問題的人，都是從小就有的；因為小孩的眼睛調節力很好，雖然物體呈像在視網膜後，仍能將影像「硬拉」回視網膜上，所以可以和正視眼一樣，仍有很棒的視力（見八二頁圖）；但長時間勉力而為的結果，勢必

為眼睛帶來很大的負擔，尤其是內直肌長期用力過度，眼球可能會出現內斜現象，而且因為腦部一直接收「模糊影像」，也可能會使視覺中樞發育不全，造成弱視。

此外，隨著年紀漸長，調節力變差，物體呈像在視網膜後的事實就不可避免了。這時如果又要看近的東西，那麼物體呈像會離視網膜更遠。為了努力看清楚，睫狀肌只好拚命收縮，這時就會覺得眼睛脹痛不舒服或視力不穩定，甚至容易產生調視

輕易的利用調節力將影像拉前，把在視網膜後的影像拉回至視網膜上，往往會因感受不到嚴重性，而不覺得戴眼鏡很重要，殊不知遠視眼即使沒有發展成弱視，「平安」度過發育期（人的視力要到 6 歲才會發展成熟），但因為看東西時無論遠近都得用力，負責聚焦、調節的睫狀肌耗損更大，所以更是需要眼鏡的輔助，來減輕睫狀肌的負擔。

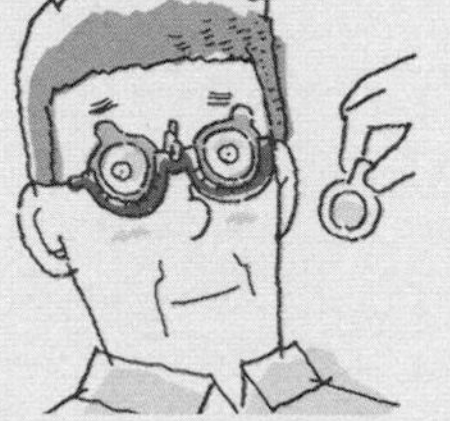

Stage3. 成人→老年期：遠視性老花

由於看近比看遠更需要使用調節力聚焦，所以遠視的人往往會比近視的人更早感受到老花（調節力的喪失），也就是所謂的「遠視性老花」；由於這時配戴老花眼鏡看遠處時反而會變得不清楚，因此配戴初期會較不適應，請有技巧的循序漸進（詳見第八九頁），才能避免眼球老化。

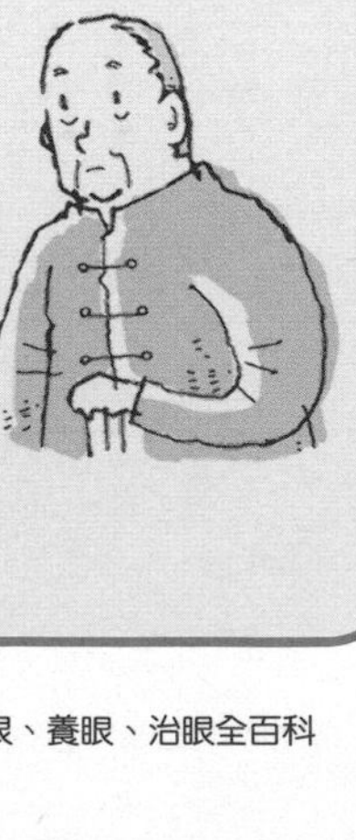

性眼睛疲勞。尤其長期從事近距離工作（一般上班族皆屬此類）的人，將比一般人更早出現「早發性老花眼」的症狀。

一般而言，三歲半到四歲是視力檢查的理想時機。因為我們出生時都有輕度遠視（約為七十五度到一百度），此後遠視度數會隨著年齡逐漸降低，約在六歲時發展完成。因此三歲以後，若遠視仍然有三、四百度，就已超過小朋友自行調節的範圍，須到眼科仔細檢查。

「遠視人生」3階段照護重點

Stage1. 幼兒→兒童期：及早發現、確診

兒童和青少年的遠視，在一般的視力檢查中很難發現，因為一般視力檢查時，有遠視的兒童和青少年可以透過調節力來「看」清楚，所以想及早發現，就得靠家長們多觀察；一般來說，遠視兒看東西得「加倍」用力，所以容易疲勞，常有眼脹、痠澀、流淚、眉心部疼痛、注意力不集中等症狀，尤其下午更加明顯，只要停止近距離用眼（看書、上課）或睡眠後就會減輕或消失，因此若孩子有上述症狀，就該考慮有遠視的可能，請至正規醫院眼科做驗光檢查，確定是否真有遠視問題。

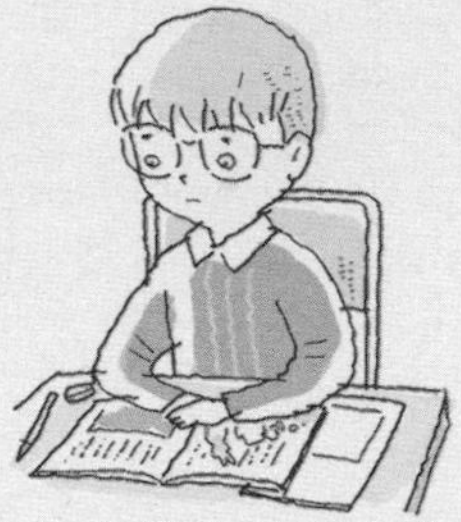

Stage2. 兒童→成人期：配戴眼鏡減輕睫狀肌負擔

一旦確定有遠視問題，就應該配戴遠視眼鏡矯正，然而有遠視問題的人，年輕時不僅看近閱讀可利用調節力的幫忙，看遠處也能

遠視不矯正，有3大隱憂

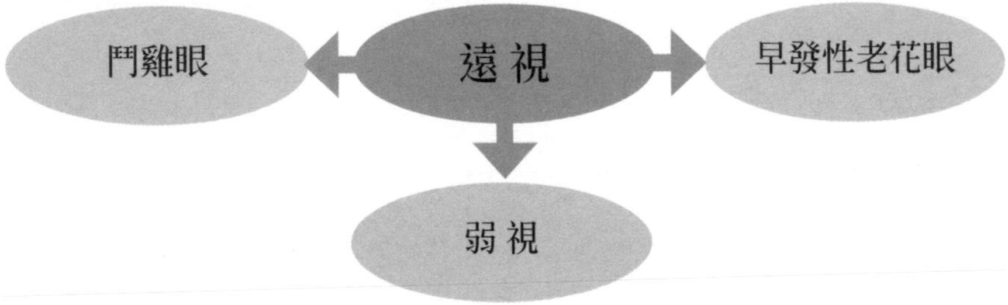

遠視患者常被認為視力很好，實際上用眼過度不自知

遠視：年輕時

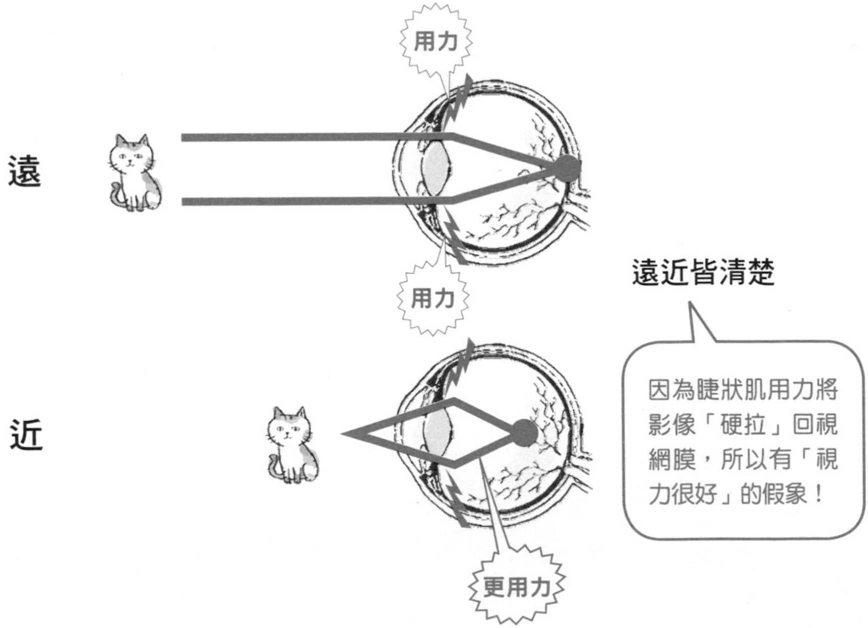

7 黃 近（遠）視又老花

◎自己可察覺的症狀有：看報紙或書刊時必須拿遠一點，才看得清楚。而久看遠方，忽然低頭看近物；或久看近物，忽然抬頭看遠方，都會有一小段模糊的「昏花期」。另外，看書容易疲倦，眼眶會痛，甚至眼球疼痛等，都可能是老花所造成的。

顧名思義，老眼昏花簡稱老花，也就是眼睛老了、退化了，是一種老化指標。通常不管外表如何，人的眼睛大概從四十歲開始，睫狀肌與水晶體的調節功能，就會因為老化而出現老花眼症狀。

老花眼在醫學上稱為「視敏度功能衰退症」，是一種正常的生理現象，也可以說是每個人必經的宿命。

老花年齡逐年年輕化！15歲少年就老花

老花雖然是眼睛退化的正常現象，但近日門診卻常發現老花眼族群有年輕化的趨勢，特別是近五年來，3C產品使用率提高，許多低頭族近距離盯螢幕，使得睫狀肌長時間緊繃，造成水晶體調節力變差。根據統計，低於四十歲的老花眼患者平均增加了兩、三成，不少人在三十五到四十歲間，就已出現老花眼症狀。

睫狀肌的收縮力，從15歲後就會慢慢變差

老花眼的功能退化，主要是「睫狀肌」功能不足，無力牽動水晶體，使水晶體無法完全將光線聚光、呈像在視網膜上；正因如此，老花眼最明顯的症狀，就是書刊要稍微拿遠一點才能看清楚，因為看近物時，睫狀肌必須「用力」收縮，對老花眼反而是較大的負擔。

此外，「睫狀肌」的退化，也會使老花眼在突然切換「遠、近」，例如先看遠處，再轉回看近處，或在看近物時，突然看向遠方時，常會感覺「對焦變慢」，這是因為睫狀肌功能退化，導致眼睛無法如以往立刻聚焦的關係（稱為短暫失焦 defocus 現象）。另外，老花眼也比一般正常眼更容易感到痠痛，因為睫狀肌雖然退化了，但為了讓自己能看清楚，仍會持續用力收縮。

老花是每個人都必經的「路程」，而且與年輕時的視力好壞沒有關係。裁縫師與作業員得老花的機率是一樣的；一般來說，人體眼球睫狀肌的收縮力，從十五歲後就會慢慢變差，到了四十歲左右，睫狀肌與水晶體的調節功能就會因為老化而不足以應付近距離工作，這時大約是一百度的老花度數，其後每

年平均增加十度，五十歲時約有二百度老花，六十歲時約三百度，到了六十歲後，老花的程度就會逐漸趨緩，度數就不大會再加深。

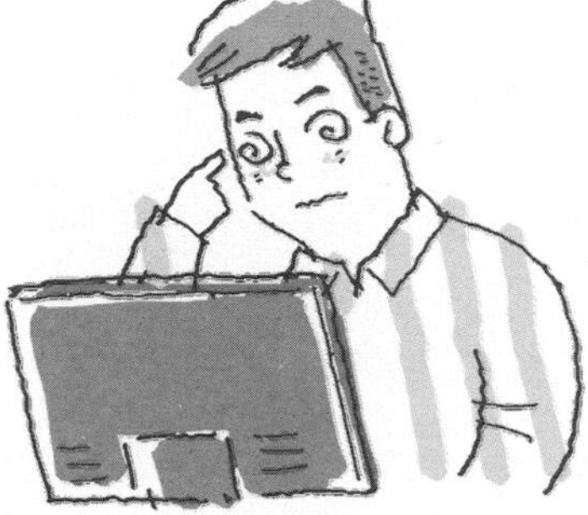

▲隨著3C的普及，用眼過度導致老花年輕化，「老花眼」不再是老年人的專利！

成因不同，近視（遠視）與老花不能互相抵銷

老花眼在看報紙或書刊等近物時，常必須拿遠一點才看得清楚，乍看之下，好像與「必須拿近一點」才看得清楚的近視相反，因此有人會異想天開地認為「近視能抵銷老花」，或者「有了老花就不會有近視」、「有近視就不會老花」等等想法；其實這些想法都是不成立的，事實上有近視還是會老花，遠視亦然。

由於近、遠視與老花眼的成因截然不同，前者是角膜水晶體眼軸長度器質性的異變，影響遠處影像相對視網膜的位置，老花則是睫狀體的功能退化，影響我們看近時調節聚焦的能力；因此臨床上，老花眼若伴隨有近、

遠視問題，又分為「近視性老花」與「遠視性老花」。

遠視者自認視力佳，往往忽略老花的威力

所謂「近視性老花」是指看遠時，物體呈像在視網膜前，看近時卻又調節力不夠（老花）（見左頁圖）的症狀；由於只要控制得當，近視度數可維持不變，但老花卻會因年齡而逐漸加深，因此可能在老花的某一年齡階段，近視的度數剛好與老花增加的度數相同，也就是大家所認為的「近視抵銷老花」，但事實上近視是不可能真的抵銷老花的，因為它看遠處時仍然不清楚。

同樣的，「遠視性老花」是指看遠時，眼睛物體呈像在視網膜後，而在看近時，因調節力不夠也有老花（見八八頁圖）。不過，由於遠視的人，年輕時往往自認有很棒的視力，因此老花來臨時，通常不大容易接受戴眼鏡調整。有時因為不自知或者不服輸，又不能適應戴眼鏡的方式，常常「三天捕魚，二天曬網」，導致眼睛負擔加重，眼球老化的速度更快，所以遠視者千萬不可忽略老花的威力。

一旦有了老花眼，選擇適合的老花眼鏡自然是當務之急。不過，不建議自行購買老花眼鏡，應尋求專業醫師諮詢、檢驗，因為「近視性老花」與「遠視性老花」的配鏡需求大不相同，而且看不清楚，也有可能是白內障、慢性青光眼、黃斑部病變等疾病問題，特別是白內障或糖尿病控制不佳時，水晶體會水腫，

近視性老花看遠仍然不清楚

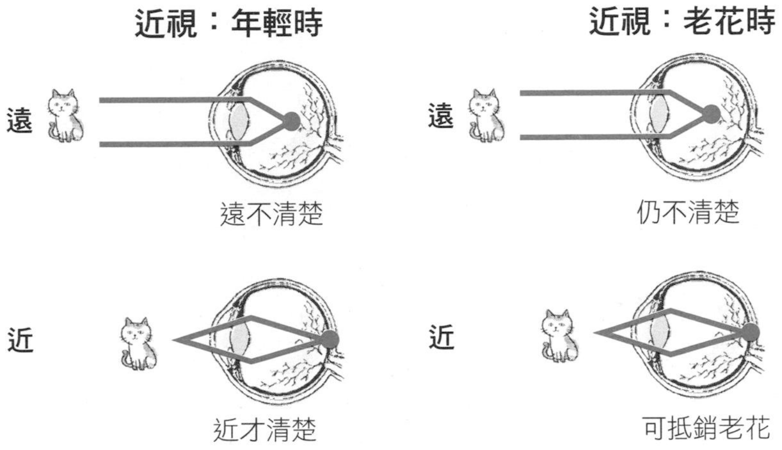

將景象拉前，造成暫時性近視，減輕老花現象，這時千萬不要沾沾自喜，反而要看醫師找出原因才對。

老花眼鏡現已有漸近多焦鏡片與隱形眼鏡等多種選擇

目前改善老花眼的視力，最主要方法就是配眼鏡。如果原來就有近視或遠視，那麼可以配兩副眼鏡，使用老花眼鏡閱讀或看近物，平時仍然使用原來的近（遠）視眼鏡；另一種選擇就是配漸近多焦眼鏡，在同一副眼鏡上，上半部是原來眼鏡的度數，但眼鏡中下半部，則是看中看近的度數，隨著需要，可以利用眼鏡上部或中下部範圍看世界。

漸近多焦眼鏡的好處就是：不仔細看，別

相較於近視患者，遠視性老花問題更加棘手

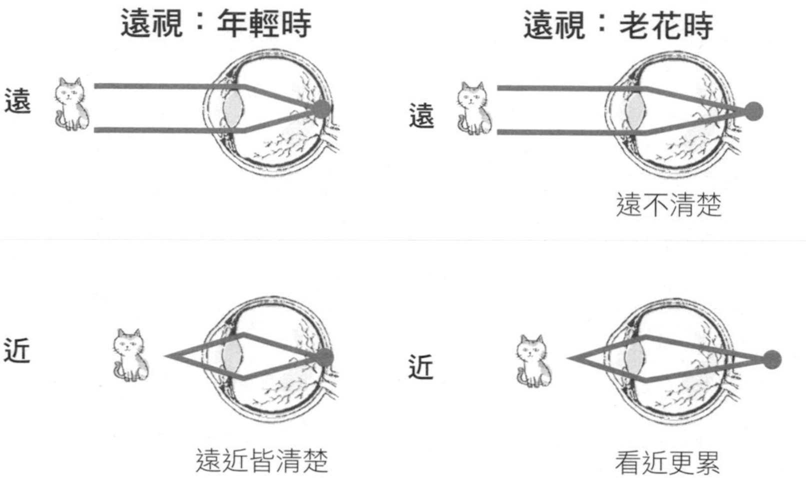

人不會知道你有老花眼。不像配戴兩副眼鏡，工作或閱讀時需要兩副眼鏡換來換去，不只麻煩，而且也不能「掩人耳目」。不過，多焦眼鏡也有些問題，因為戴上眼鏡後，必須花時間練習調整焦距，有些人會出現頭暈目眩、短暫適應不良的困擾。

除了眼鏡之外，也可以配戴隱形眼鏡。目前市面上與眼科醫師合作的眼鏡公司，也提供老花眼隱形眼鏡，同時還可以選擇雙焦隱形眼鏡。但就像眼鏡一樣，近（遠）視和老花的隱形眼鏡，還是需要一段時間和決心適應雙焦的變化後，才能長期配戴成功。另外，如果老人家有需要動白內障手術，現在也可考慮放置漸近多焦的人工水晶體，以調節老花的程度。

配戴老花眼鏡，近視、遠視注意事項大不同

近視性老花這麼做！

配眼鏡時，建議鏡片度數比實際少 50 ～ 100 度，有助延緩老花眼症狀。

遠視性老花這麼做！

因為遠視的人沒戴過眼鏡，所以配戴初期會較不適應，此時建議可以採取以下步驟：

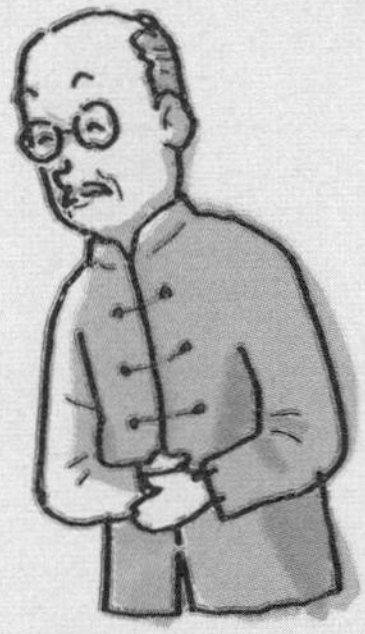

❶ 先配 100 度的老花鏡：由於老花鏡是一種凸透鏡，可以放大影像，相當於使用「放大鏡」看東西，當然會覺得比較舒服與容易。

❷ 先適應戴著眼鏡看近物：等到適應看書報近物時都戴老花眼鏡，再偶爾戴著看遠處去感受一下，這時應該就會覺得看遠方也會比較清楚。

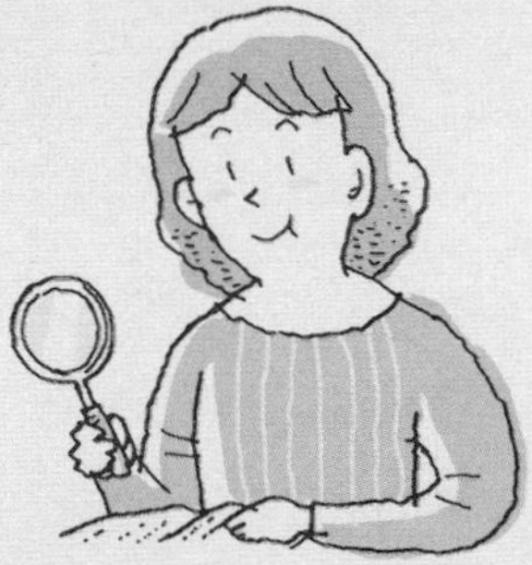

❸ 適應後再將老花度數配足：當你覺得戴著這副眼鏡看遠也清楚時，就可以將老花度數配足，然後開始嘗試全天都戴著眼鏡。

手術治療老花眼，仍有很大研發空間

近幾年，美國眼科界也全力發展手術治療老花眼，有些方法已進入臨床階段，如美國食品藥物管理局（FDA）已於二〇〇四年，核准「傳導性角膜塑形術（Conductive Keratoplasty，簡稱CK）」治療老花眼。

這項手術是以像頭髮一般細管子，將控制的低頻微電波，直接傳導加熱到角膜周圍組織，讓角膜上圓形帶狀的組織萎縮，角膜中間相對突起，形成老花眼鏡般的凸透鏡，改善老花眼視力。不過，CK手術只有暫時性效果，約維持一到二年，且只適用於輕中度的老花眼。

目前，CK手術是手術領域的治療方式，手術本身並不困難，但是要慎選適當的病人。由於國人的近視問題普遍，也有所謂用開近視手術來治療老花的方式，也就是將一眼開成沒度數，另一隻眼保留一百度，使其遠近用不同眼來看。

其實現代人壽命越來越長，要求生活品質是不可擋的趨勢，因此我相信，除了眼鏡之外，未來治療老花眼勢必會有更多新選擇。

眼睛老化無法避免，但我們可以避免提早老化！

Tip1.

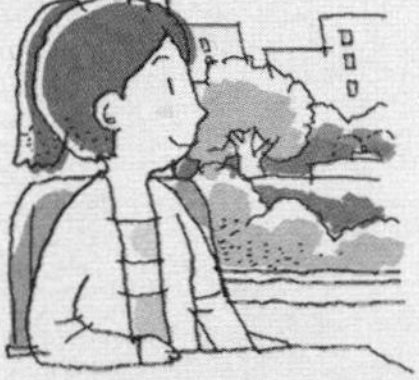

連續使用電腦、手機等 30 分鐘，建議閉眼或望遠休息 5 分鐘。

Tip2.

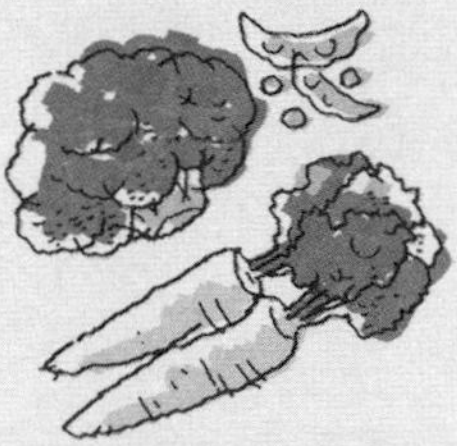

每天至少睡足 7 小時，多補充綠色蔬菜、胡蘿蔔等食物。

Tip3.

到眼鏡行配符合自己需求的老花眼鏡。因為每個人的雙眼屈光度都不同，散光和瞳距差異等條件也不一樣，如果沒有經過精確驗光，直接購買成品，可能導致矯正效果不理想，眼睛調解起來更費力、更容易老化。

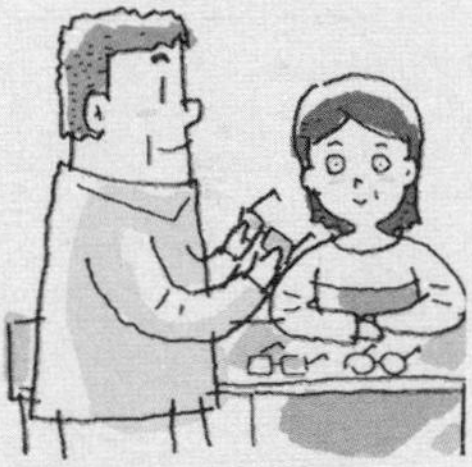

Tip 4.

到眼科進行視力檢查做疾病篩檢，根據精確驗光的結果來決定目前是否需要配老花眼鏡，以後每隔 3～5 年復查視力，並調整老花眼鏡的度數。

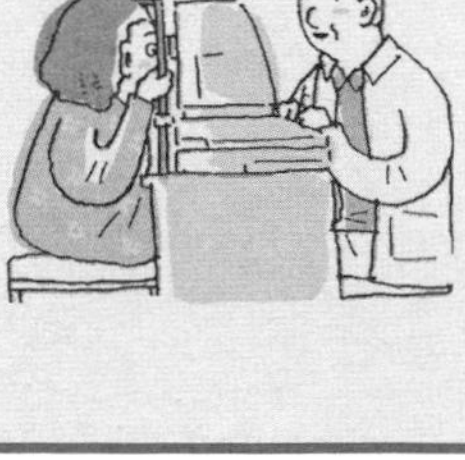

8

橙

電腦視覺症候群

◎自己可察覺的症狀有：眼睛常見的症狀：眼睛疲勞、乾澀、泛紅、灼熱、痠脹、腫痛、視線模糊、刺眼畏光、假性近視增加、配戴隱形眼鏡不適等；而身體常見症狀則有：頭痛，頸、背及肩膀痠痛，手臂手腕疼痛，極度疲乏，情緒煩躁或精神睏倦等。

自從電腦發明後，隨著電腦功能的提升，它的應用已成為社會中不可或缺的一環，也因此，許多因使用電腦所衍生的疾病症狀也一一出現，其中因電腦工作而產生的眼睛不適症狀，醫學界稱為「電腦視覺症候群（Computer Vision Syndrome，簡稱ＣＶＳ）」。

不只眼過勞，還可能導致黃斑部出血等嚴重病變

過去，會來眼科求診的多半是老年人白內障及青光眼，或是不小心感染結膜炎的年輕人，然而，近年來上門的患者中，有五成都是因用眼過度，視力惡化，才不得不在最後

一刻上門求救。這些人診斷後多可歸為「電腦視覺症候群」。

根據台灣網路資訊中心TWNIC於二○一一年五月統計，台灣的上網人口已突破一千六百九十五萬，據美國研究保守估算，台灣患有電腦視覺症候群者，至少有三百七十三萬人之多。

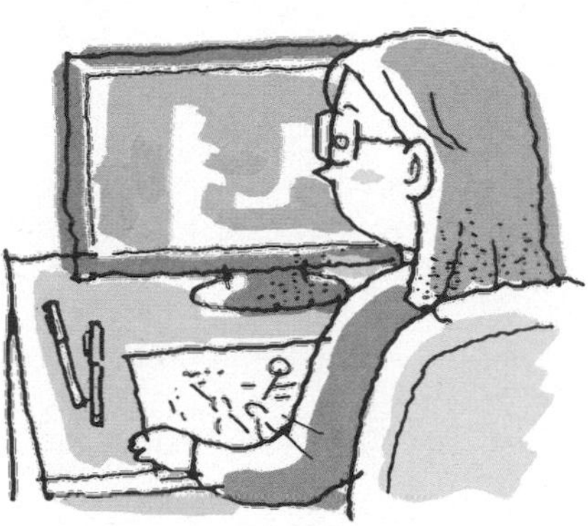
▲當你發現自已的眼睛紅腫、乾澀、疲勞、頭痛、視線模糊，就要注意是否已患「電腦視覺症候群」！

長期長時間緊盯電腦螢幕對眼睛的傷害，我們先前已經提過，至少有以下三點：①因近距離閱讀導致睫狀肌過度緊繃僵硬，②眨眼次數降低導致淚腺分泌減少，以及③螢幕藍光對水晶體與黃斑部的傷害等。

此外，雖然眼球看近物的負擔本來就比較大，但同樣近距離閱讀，電腦螢幕與紙本書籍對眼睛的殺傷力卻大不相同，除了螢幕藍光會直接傷害黃斑部外，電腦螢幕還容易造成眼部自主神經系統調整錯亂，使閱讀時聚焦更加費力。

因為，電腦螢幕會發光，且光線產生過程中會閃爍，雖然這類閃動已經調整至肉眼無法察覺了，但長時間注視有著「些許忽明忽暗」的光源，仍會影響眼部自主神經的調整功能，容易導致眼睛疲勞、眼球脹痛與眼壓升高。

此外，電子字元或影像圖的中間較明亮，朝電腦螢幕邊緣逐步變暗，也會使眼球肌肉得更費力，才能聚焦在電腦螢幕的影像上，因此眼睛也就容易感到疲乏、脹痛，連帶地也會降低專注力，影響學習效果與工作效率。

值得注意的是，電腦視覺症候群對人體的影響並不只有眼過勞而已，臨床就有不少個案，十幾歲就已出現視網膜正中央有黃斑部出血，視力也急速惡化的情況。

此外，電腦視覺症候群造成眼壓過高，與青光眼的眼球水分過多導致眼壓過高，兩者雖成因不同，病症也不會互相影響，但對病患而言，症狀感受卻是相似。現在有越來越多門診案例發現，病患感覺的痠麻脹痛感，以為是電腦視覺症候群引起，經檢查才發現是慢性青光眼。

因此對於天天都要使用電腦的電腦族來說，多留意眼睛症狀，調整工作方式及環境，並且定期進行詳細眼睛檢查（至少每年複檢一次）是必要的，千萬別輕忽任何眼睛警訊，以免延誤診斷時機，導致視神經受損的嚴重後果。

防治「電腦視覺症候群」5 撇步

Tip1. 休息

防治電腦視覺症候群的最佳方式，第一就是「休息」。所謂「休息」是指閉上眼睛，而不是指離開電腦去看電視，因為這樣仍使眼睛處於固定焦距用眼狀態，眼睛得不到適當休息，平時最好每 30 分鐘能休息 5 ～ 10 分鐘。

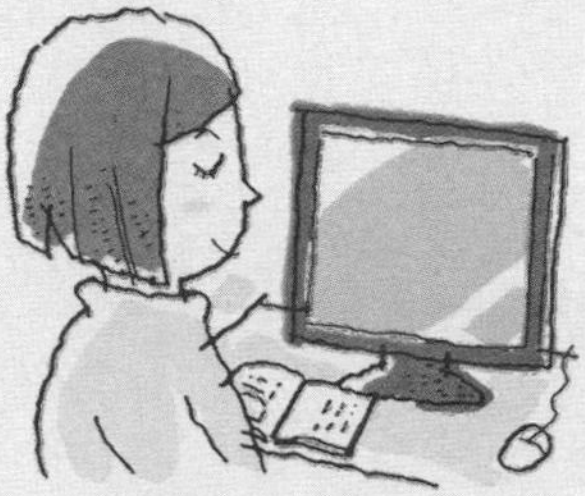

Tip2. 注意電腦螢幕的位置

眼睛注視電腦螢幕的角度也非常重要。一般應以向下 15 度為宜，且距離保持 60 ～ 70 公分，避免坐的位置太低而向上看電腦螢幕。因為長時間向上看，眼瞼須增大，增加角膜暴露在外的面積，容易形成乾眼症。

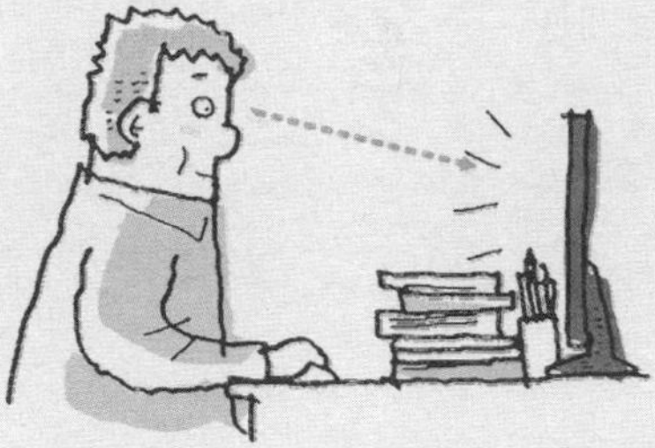

Tip3. 注意室內照明、避免眩光、反光

工作環境的室內光線應明亮柔和，電腦周圍以間接光線為佳，同時也要調整適當的螢幕亮度及對比。若有窗戶的話，調整電腦螢幕位置，將電腦與窗戶光源成一直角，或使用窗簾、百葉窗減低背景光，以免造成螢幕反光。

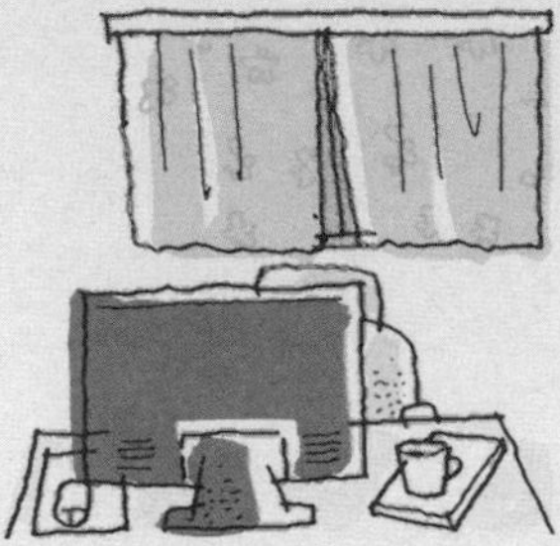

Tip4. 適度使用人工淚液

據研究，在電腦前工作的人眨眼的次數，約比平常人減少 2 倍，淚水蒸發較快，造成眼睛乾澀，加上辦公大樓過於乾燥的環境，也助長乾眼症狀。建議請醫師檢查後，視情況開立人工淚液，適度使用來改善乾澀感。

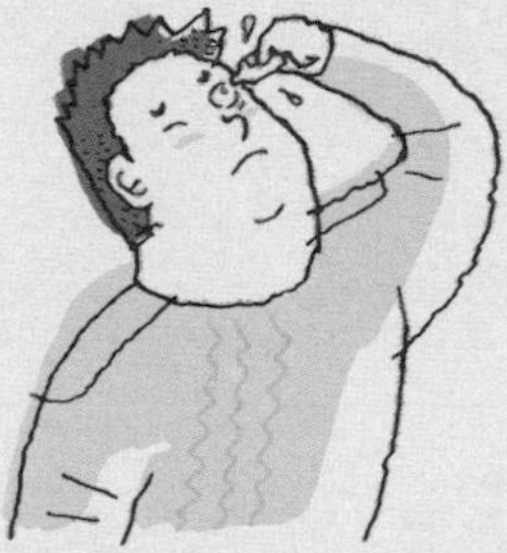

Tip5. 配戴電腦專用眼鏡

看電腦的距離通常比閱讀距離遠，建議配戴電腦專用眼鏡來減少眼睛過度用力，甚至還未配戴老花眼鏡的年輕電腦族，也須使用一副電腦專用眼鏡。此外，鏡片可增加 25%左右的濾藍光功能，如此就能保護並且減輕眼睛負擔。

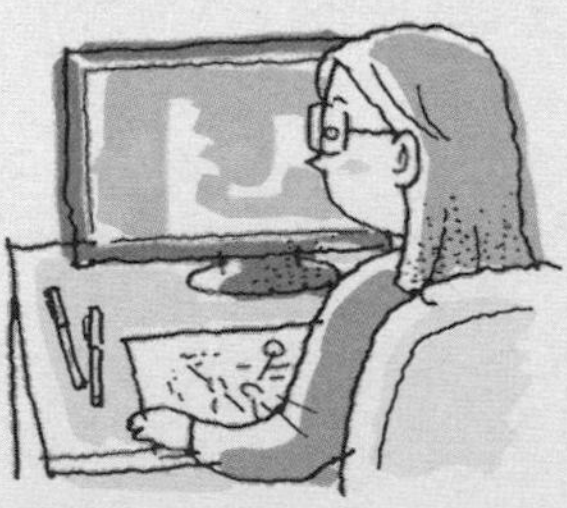

9 橙 低頭族眼症

◎**自己可察覺的症狀有：**涵蓋電腦視覺症候群的所有症狀，但發生更快且更為嚴重。

近年來，科技巧妙的將手機與電腦結合，成功演變成Smart phone（智慧型手機），讓手機進入以眼睛為主的操控模式，造成眼睛負擔加重。加上社群網站、手機遊戲、上網搜尋、收發電子郵件、看線上影片等琳琅滿目的功能，導致越來越多人無時無刻都盯著手機螢幕，動不動就低頭滑手機，進而引發了「低頭族眼症」。

同樣是3C，低頭族眼症更傷眼

「低頭族眼症」和「電腦視覺症候群」一樣嗎？兩者症狀的確類似，但是對眼睛的傷害卻不盡相同。相較之下，低頭族眼症對眼睛的傷害更為嚴重，因為智慧型手機更容易使眼睛受到「過量光線的傷害」！

同樣都是螢幕，為什麼會有不同的傷害呢？主要原因有以下幾點：

❹ 時間更久	很多人會將智慧型手機拿來當電腦或電視使用，而且手機不像電腦與電視必須放置在桌上，使用上的便利性，讓我們無論吃飯、搭捷運、公車、騎機車甚至在床上都可以用，所以常會有不知不覺超時使用的問題。
❺ 光線更亮	手機明亮度過高是最嚴重、也是最容易被輕忽的問題。一般我們可以觀察到，在看電腦與電視時，屋內其他光源可以幫助我們看清楚螢幕，這是因為電視與電腦光線多數外散，直射入眼比例減少，所以要看清楚，就要借重室內其他光源折射光的幫助。 然而手機卻剛好相反，周遭光線越暗，越容易看清楚手機螢幕，因為手機光線就是我們看清楚螢幕的主要光源。再加上閱讀時，手機螢幕的距離較近，手機直射光將毫無偏折的「直達」黃斑部，在距離短、能量高的光線燒灼下，不知不覺中就會造成水晶體及黃斑部傷害，尤其關燈看手機，傷害更大！

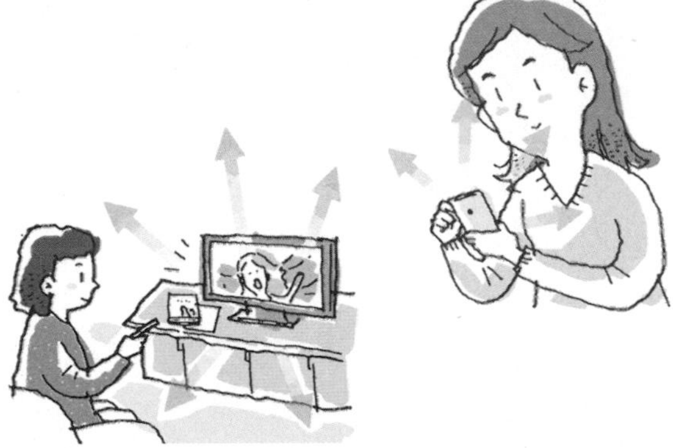

▲手機的光線能量高，加上距離眼球的位置最近，
光線往往可 100%「直達」眼底。

和電腦相比，智慧型手機的……

❶ 螢幕更小	螢幕小，影像就小，字體也就變得更小。我們為了要看清楚字體或影像，眼睛當然倍感吃力。 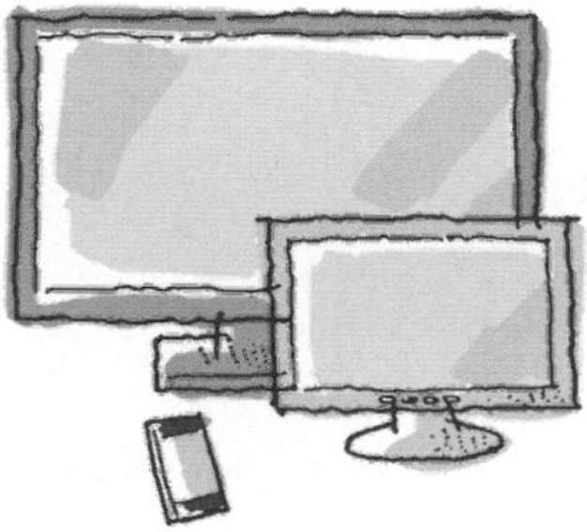 ▶手機螢幕小，所以距離近才能看清影像。
❷ 距離更近	螢幕小需要距離更近，才能使影像放大清楚。一般而言，看電視距離 2 公尺、電腦 50 公分、報紙 30 公分，而智慧型手機必須拿近至 15 ～ 20 公分才行。這麼近的距離使得雙眼內聚力得更密合，並加強對焦，因而過度使用睫狀肌，自然造成眼睛的疲勞與傷害。
❸ 負擔更大	閱讀需要運用黃斑部「固視功能」，然而我們無法感受到手機螢幕上的些微振動，因此長時間下來，就會導致眼睛對焦固視的負擔，特別是搭捷運、公車時的影響更大。 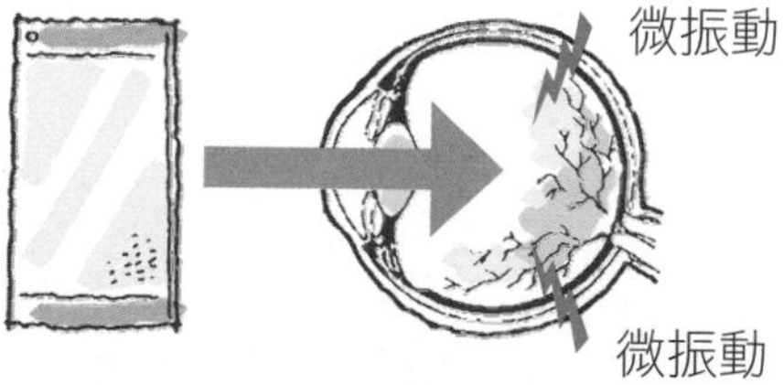 ▲黃斑部的固視功能，就是眼睛不會跳行跳字，能夠一字一字、一行一行看的能力。

早發性老花眼

水晶體質變，引發……

當水晶體混濁（白內障形成）時，水晶體彈性變差，聚焦能力就下降，這時就算睫狀肌努力收縮，也不能使近距離的影像對焦成像，也就是早發性的老花。
以往在自然正常狀況下，40 歲之後才會老花，但是現在約有三成患者，不到 35 歲便覺得「近距離視力模糊」，有睫狀肌僵硬、看近視力困難或看近看遠調適困難的典型老花眼症狀。

視網膜上膜

黃斑部發炎，引發……

光線進入眼睛，部分能量雖然會被水晶體吸收，但大部分的可見光仍會直接進入眼底形成影像，其聚焦的位置，正是中央的黃斑部。
過度使用手機，黃斑部受到手機直射光線經年累月的慢性刺激，就會水腫發炎並造成組織分泌物增加，再加上黃斑部是人體「氧化壓力」最強的組織，最後在自由基的傷害下，黃斑部將會出現兩種變化。
其一是「視網膜上膜」，也就是黃斑部前有一個分泌物固化後形成的沉積薄膜，就好像「黃斑部蓋被子」一般；這時視力檢查是正常的，不過由於薄膜會阻擋光線進入，因此有薄膜覆蓋的眼睛在看東西時，會覺得好像蓋了一層半透明的紙，雖然看得到，但影像卻會比較暗。

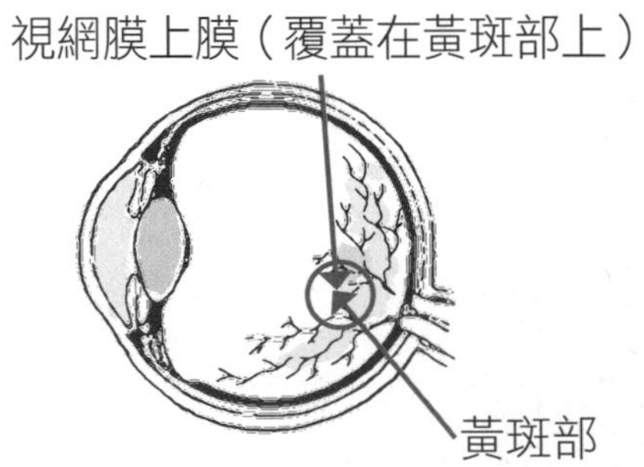

再低頭！小心 6 大眼部病變立馬上身！

臨床上，智慧型手機對眼睛的傷害可說是全方位的。所謂的全方位，就是對淚液分泌、睫狀肌、水晶體、黃斑部等眼睛各部位都有影響，由淺到深（眼底）常見的病變有：

淚液減少，引發……流行性乾眼症

由於我們居住環境溫度與溼度的變異不同，約有四成的人有程度不等的淚液分泌過少問題。

可是在Smart phone的使用下，大家因專心看手機，「捨不得」眨眼睛，現在已有高達八成的罹患率，可以說是因手機使用所造成的乾眼症。這時病患會覺得眼紅、畏光、異物感、分泌物增加、眼睛眨痛等，嚴重時視力也會變得模糊。

睫狀肌過勞，引發……假性近視

由於使用智慧型手機時必須看得更近，時間一久，睫狀肌便會僵硬無法放鬆，導致假性近視。過去，假性近視大多發生在學生身上，現在 3、40 歲的人也常有這個現象。

Smart phone 造成的假性近視，比電腦、電視更厲害。臨床上曾見連續 3～4 天用眼過度的患者，原本 400 度近視暴增為 800 度，還造成鬥雞眼（內斜視），最後經過休息並點睫狀肌鬆弛劑 1 星期後，才恢復正常。

水晶體混濁，引發……早發性白內障

光線進入眼睛後，其能量較高的藍光可由水晶體加以吸收，但日久就會造成蛋白質變性，使得水晶體變得混濁，導致年紀輕輕就有白內障，稱為「早發性白內障」。這時病患會覺得影像變暗、視力模糊，且水晶體嚴重水腫，聚光力增強，將使近視度數增加，這種近視就不是「假性近視」了。

自發性黃斑部病變

黃斑部出血，引發……

當手機螢幕的光線造成更深部的傷害時，視網膜與脈絡膜間的「間膜」，也就是色素性上皮層（RPE），會逐漸產生硬化的沉積物，來對抗慢性光化學反應的刺激，這種隱藏在組織間的脂蛋白節結，就稱「隱結」。

隱結的形成，就表示傷害已進行到「乾性黃斑部病變」，接著就好比一般血管硬化，容易破裂造成出血一樣，一旦破裂，便會造成脈絡膜新生血管的出血，使得乾性黃斑部病變進行成「溼性黃斑部病變」。患者大多會發現正中央有暗影，想看什麼就看不到什麼，同時會因為出血而造成急性視力下降。

由於這種出血性的黃斑部病變，並非年齡或高度近視引起，所以稱為「自發性黃斑部病變」。

黃斑部病變（乾性）

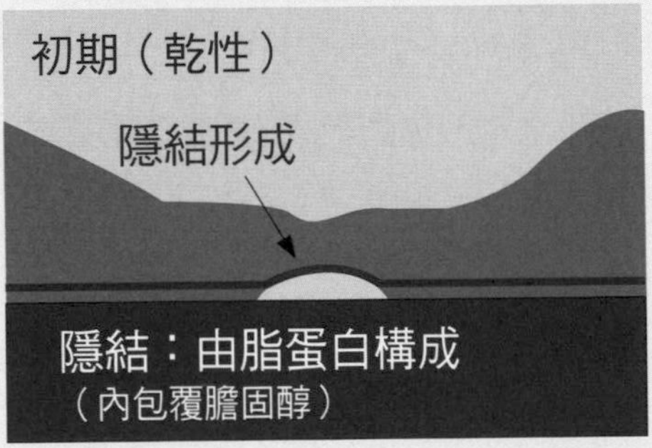

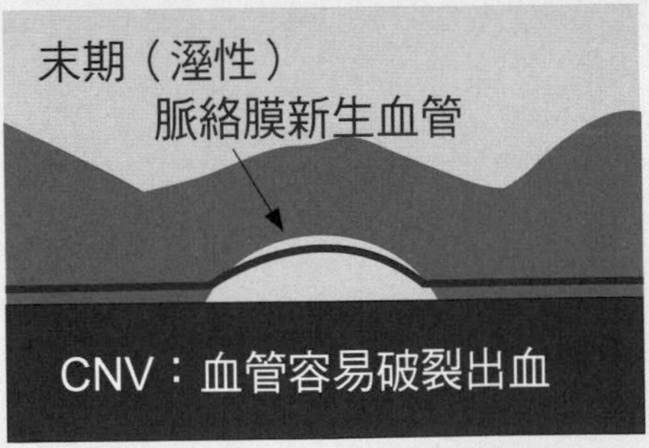

「低頭族眼症」防治 3 重點

Point1. 別再低頭滑手機

想要預防低頭族眼症，最大的關鍵就是「別再低頭」！因為相較於工作必須使用的電腦，過度使用手機純粹只是個人的「壞」習慣，既然是壞習慣，當然就得立刻跟它畫清界線才行。

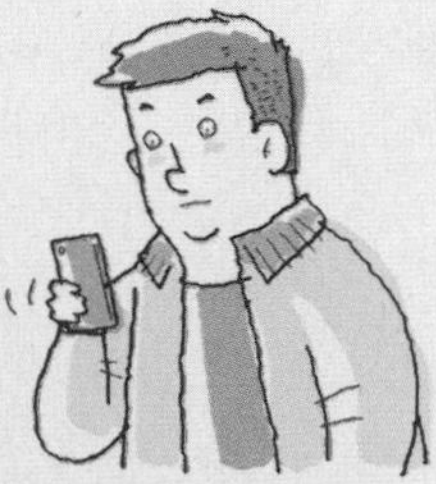

Point 2. 避免在晃動的車上滑手機或看書

搭捷運、公車時看手機，手機螢幕的些微振動會加重眼睛對焦固視的負擔，絕對應該避免，如果有緊急情況非用眼不可，請將螢幕字體放大，同時注意時間不要超過 30 分鐘。

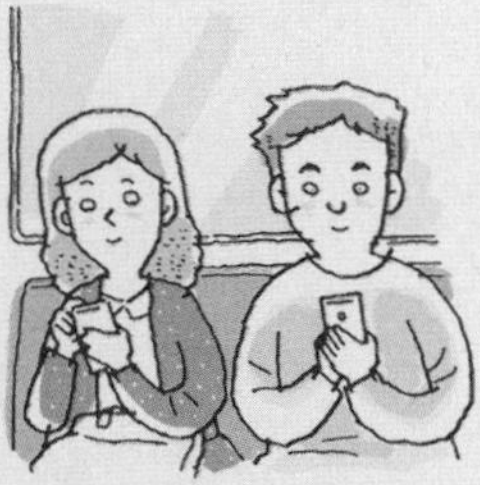

Point 3. 千萬不要關燈看手機

在黑暗中看手機，手機光線能量至少會增加 50%，更容易傷害黃斑部，因此絕對應該避免；特別是睡前關燈看手機，過度光照會干擾褪黑激素分泌，進而影響深度睡眠的正常生理循環，破壞睡眠品質及身體荷爾蒙的分泌與代謝，導致第 2 天精神也不好，如果是孩童，還會影響發育，千萬不可等閒視之。

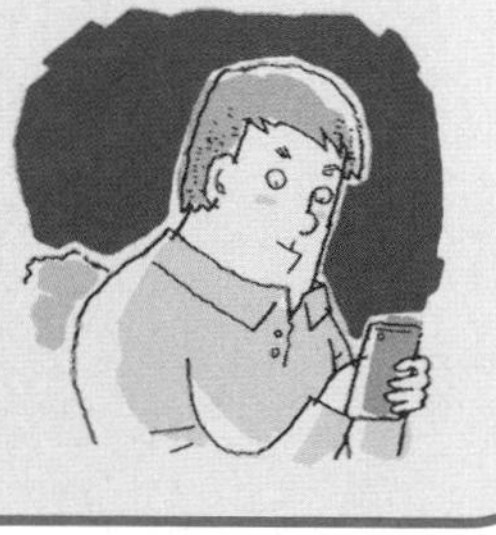

10

橙 飛蚊症

◎**自己可察覺的症狀有：**看到眼前有不明飛行物在飄動，這些飛行物的形狀，根據病患的描述，可以是點狀（如黑點、沙子、水泡、氣泡、魚卵），可以是線狀（如黑絲、棉絮、頭髮、蜘蛛網、魚鉤），可以是面狀（如圓圈、黑影、蜜蜂、蚊子），甚至立體狀（如雲朵狀、下雨般、一團墨汁）。

飛蚊症是眼科門診常見的症狀，代表我們看到了自己眼睛裡面的東西。不過既然是症，就代表是一種症狀，並不是一種病，就像發燒一樣，患者有了發燒的症狀，醫生就要找出發燒的原因，輕者可能只是感冒，重者卻可能是肺炎；同樣的，飛蚊症也是可大可小，需要花時間去找出原因，輕者只是退化，但若已造成視網膜剝離，則需要開刀治療才行。

飛蚊症到底有沒有關係？答案是「不檢查不知道」！

臨床上，多數患者對於眼前為何會出現這些「飛行物」常感到不解，其實這是因為視網膜在眼睛的底部，所以我們所「看」到的包含了視網膜之前的一切物質。不僅僅是眼睛外面的景象，如果眼睛內有雜質，自然也可以看到。

眼睛內為何會出現雜質呢？原因大致可以分為以下三類：

❶生理性因素：占二〇%，為眼睛生理性自然形成的雜質，患者大部分在四十歲以下，而且看到的只有數點，由於大多不影響正常視覺機能，因此若不影響視力，並不須特別治療。

❷退化性因素：占七五%，是眼睛玻璃體退化後，因玻璃體與視網膜分開所形成的玻璃體漂浮物，患者多在四十歲以上，而且眼前看到的飛蚊症只有一點或數點。

❸病理性因素：五%，病患感覺飛蚊症有數十點至上百點，有些甚至是「雷雨交加」！發生機率雖然不高，但病因可能是玻璃體後剝離、視網膜裂孔、玻璃體出血等嚴重問題，甚至視網膜剝離造成失明，對視力的威脅最大。

由此可見，臨床上九成的飛蚊症是良性的；然而，嚴重的病理性狀況雖然只占五%，但對視力的傷害卻非常嚴重，因此一旦有飛蚊症，就應立刻就醫找出原因。

和腫瘤一樣，良性飛蚊症也要持續定期追蹤

想確定飛蚊症到底是良性還是病理性，唯一可以確定的方式就是進行「散瞳眼底檢

查」。不過這種檢查，只能鑑別出當時的狀況，並不能推測以後的演變，也就是說，即使檢查「當時」沒問題，也不表示「將來」不會「合併」產生病理性飛蚊症。

臨床上曾有前一天散瞳眼底檢查沒有問題，但是第二天卻有視網膜裂孔，甚至視網膜剝離需要開刀的病例。

因此對飛蚊症患者來說，定期追蹤與緊急檢查是非常重要的，就算與其和平共處相安無事十數年，仍應該持續定期追蹤，特別是出現新的症狀，如：飛蚊數目增多、一部分視野看不到，或自覺視力忽然下降時，都應該在發生後的黃金治療期七天內儘速就醫。

飛蚊症患者應常進行自我檢查，掌握「眼前」狀況

飛蚊症的追蹤，除了要定期回診外，建議患者平時可用以下方式自我檢查：

早晨起床前，遮住一眼，輪流用單眼看天花板，觀察眼前狀況

↓

沒有黑點，或本來黑點沒有變化
→ 持續自我觀察，並且定期回診追蹤

有黑點飄動，或是本來相安無事的黑點，有數目變多、位置變動、大小改變等現象
→ 不論之前是否飛蚊症早已存在，也不論是否最近才檢查過，都必須**立刻就醫**！！

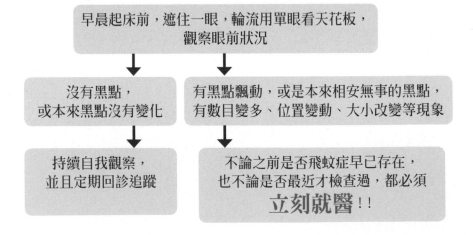

「良性飛蚊症」日常保養 3 重點

Point1. 避免過度用眼

飛蚊症是玻璃體變化的現象，大多數是正常，不會消失，但日常少讓眼睛過度使用，可減少飛蚊的感覺。

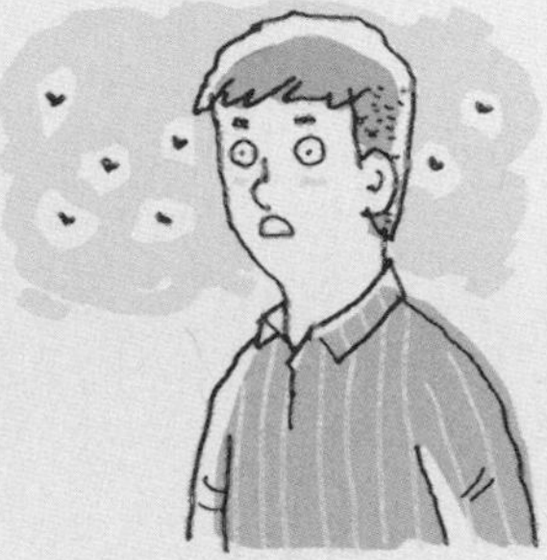

Point 2. 開始「養」眼

日常可以多攝取具有抗氧化的食物，並從牛奶、蛋、魚、全穀物及豆類、深綠色蔬菜及蔬果補充營養，同時適度補充營養品，如葉黃素、魚油。

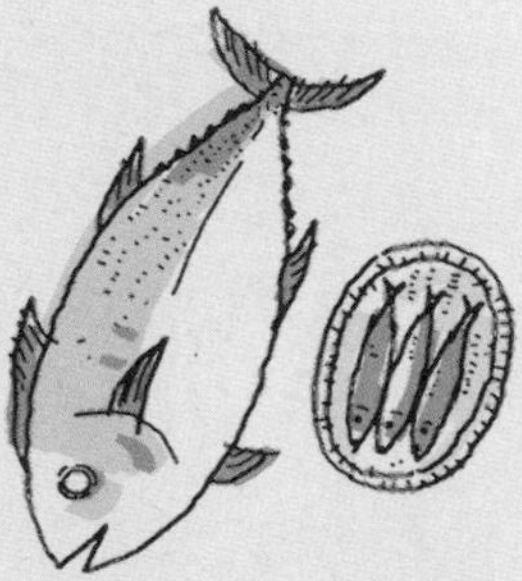

Point 3. 定期回診追蹤

即使已經檢查確定為「良性飛蚊症」，也不表示「永遠」不會轉變成病理性飛蚊症，仍應3個月～1年內做一次定期追蹤。

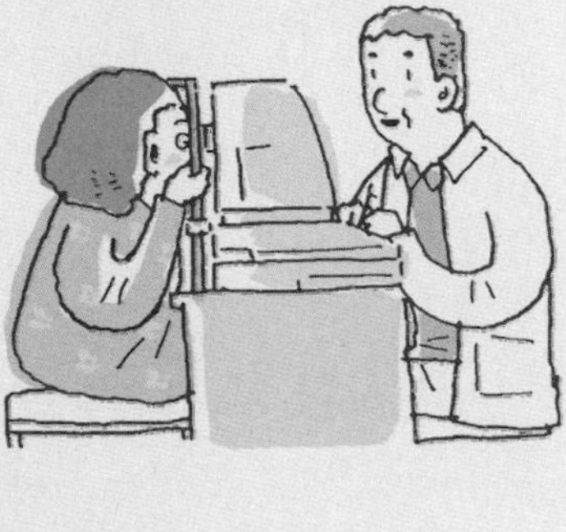

11 橙 眼中風

◎**自己可察覺的症狀有：**突然視力模糊，然後視野逐漸變黑，甚至完全看不見。

現代人因飲食習慣的改變，許多人都有膽固醇偏高的情形。不過提到膽固醇，大家關注的焦點大多集中在心血管疾病的防範，殊不知膽固醇過高也會跑到眼血管，造成「眼中風」；特別是逢年過節，國人常以大吃一頓來慶祝，所以這時「眼中風」的案例也會跟著增加。

很多人常因為揉眼睛，破壞了表面的血管，使眼白或眼角出現血紅塊狀的充血，看起來就像「爆血管」一樣，就醫時最常問的就是：「我是不是眼中風？」其實眼中風從外表看不出來，患者本身也沒有疼痛感，但視力卻會突然下降，甚至有看見黑影、視野缺損或完全看不見的情況。

眼中風未及時治療，將來可能失明

就像腦中風是因腦血管堵塞或破裂出血一樣，眼中風是因視網膜血管出血或阻塞造成，是眼科急症之一，醫學上稱為「中心視網膜動靜脈阻塞」，一般又可分成兩大類：

❶出血型眼中風

約占七到八成，主要是視網膜靜脈阻塞，這類患者若全部視網膜靜脈都塞住，可能會完全看不到；治療時，以降眼壓及消除黃斑部水腫為主，情形較嚴重者，則可能打雷射止血，有的患者水腫厲害，也可考慮眼內注射消水腫清血藥物。

❷阻塞缺血型眼中風

眼睛動脈阻塞雖然比較少，若阻塞危及黃斑部，通常預後較不好，視力常驟降到一・〇以下，因此急性六小時內就醫很重要，治療時可能會按壓眼球合併降眼壓藥物，以儘快打通血路。

此外，眼中風多發生在單眼，且復發率高，因此治癒後也要好好保養，需要定期追蹤治療，避免視力再惡化。

一旦發生眼中風，就要小心腦中風

眼中風的風險因子與腦中風及心肌梗塞患者相同，例如有糖尿病或高血壓、高血脂的病史，並以年紀大的病患居多（好發在五十到六十歲），是常見的眼睛血管疾病。大多發生在單眼，因此發生後即使治癒，都要定期追蹤治療，避免視力再惡化。

根據統計，四個眼中風的病患中，五年內大約會有一人腦中風！臨床上，我曾收治不少眼中風的患者，其中便有因膽固醇或高血壓控制不佳而發生腦中風的個案。

腦中風當然不是眼中風造成的，但兩者的原因相同，所以一旦出現眼中風，就代表身體已爆發警訊，顯示心血管有不正常的危險因子，自然可推斷該患者為腦中風疾病高危險群。

事實上，眼中風的病患中，約有三分之二合併高血壓，三分之一合併高膽固醇、五分之一合併糖尿病，因此當然得加強心血管疾病危險因子的篩檢與治療。

還要注意的是，「年齡」雖然是眼中風危險因子之一，不過近來因飲食精緻化及三高的年輕化，因此眼中風的發生年齡有下降趨勢。臨床上甚至看到高中生、大學生發生眼中風的病例。

遇到眼中風患者，我常跟他說：「一則以喜，一則以懼」。懼的是眼中風也是屬於中風家族的一員，這就表示又多了一個腦中風的危險因子，產生腦中風的危險機率又提高了；而喜的是，眼睛有兩顆，不像腦部及心臟只有一個，若出血或阻塞就得馬上住到加護病房。眼睛中風大多是單眼，局部視力受限，這時病患應該正面思考：這是老天爺給的警惕，為的是提醒你控制三高的重要，否則將來再次眼中風甚至腦中風，那可就來不及了。

三高不控制，小心滿眼都是「油」！

治療前　　　　**治療後**

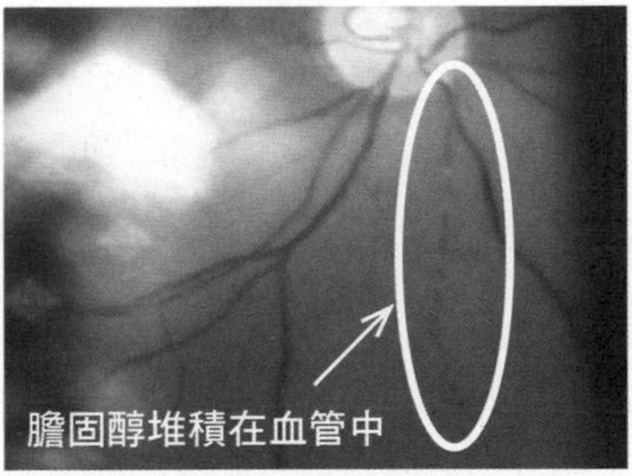

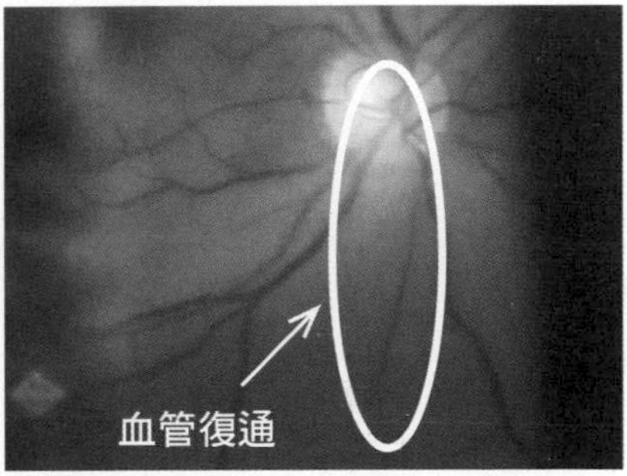

▲一旦血管被混濁的膽固醇填滿，瞳孔放大檢查就會發現血管變的斷斷續續，因此我們可以說，眼睛是唯一讓病患「眼睜睜」看到自己「活生生」血管病變的器官。

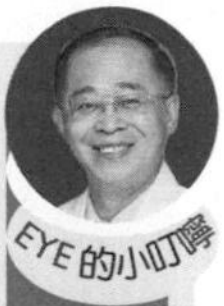

眼中風患者，千萬不要「亂復健」！

眼中風也有麻煩的一面，一般中風可以復健，但是眼部無法復健。曾有眼中風病患在治癒後每日自行按壓眼球，結果因按壓造成動靜脈交叉處的血壓及眼壓再次升高，阻塞了靜脈的回流而再次眼中風。

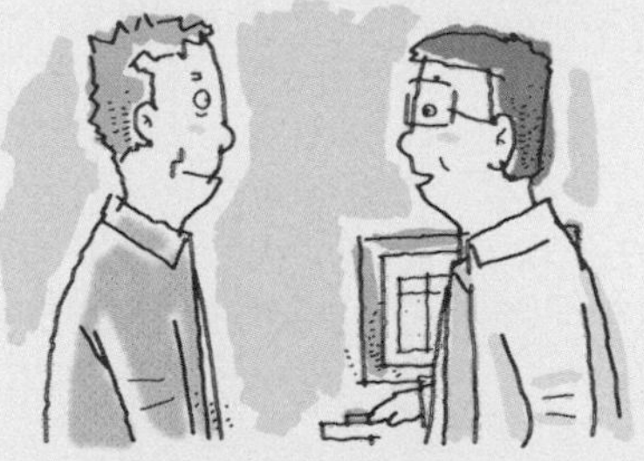

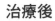

「眼中風」日常保養 3 重點

Point1. 控制三高

眼中風的風險因子與腦中風相同，所以預防方法的關鍵就在「控制三高」；此外，只要曾患眼中風，就表示身體具有「中風的體質」，是腦中風的高危險群，因此平時得更加注意控制血壓和血糖與膽固醇，並且定期追蹤檢查，否則下一步就是腦中風。

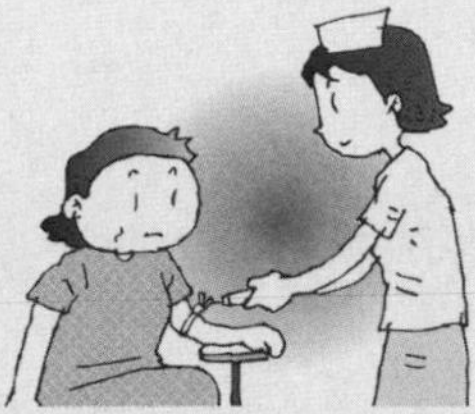

Point 2. 控制飲食、留意症狀

避免太鹹或太甜的飲食，同時要戒菸，特別是在飲酒、吃火鍋、爭吵與閉氣用力（如解便）後要特別當心，若出現臉部脹紅、青筋暴露，就代表心臟有過多的血液打到腦部，可能是（腦或眼）中風前兆，千萬不可輕忽。

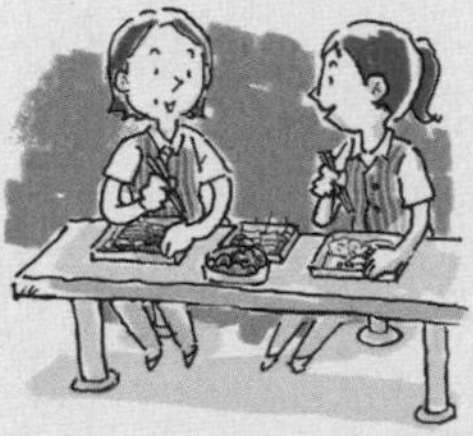

Point 3. 避免用眼過度，多睡多活動

現代人長期使用 3C 產品，容易導致眼睛提早老化或病變，臨床就有不少大學生眼中風的病例，預防關鍵自然就是避免用眼過度；此外擁有充足睡眠、多做戶外活動，也是保護眼睛、預防眼中風的不二法門。

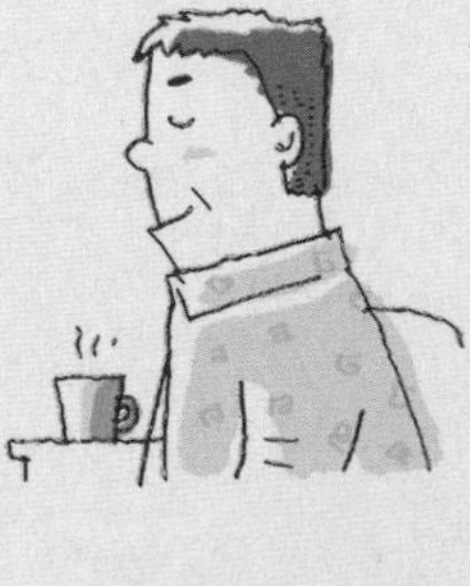

想要不「盲目」，
別讓6大眼科疾病上身！

4

高度近視、視網膜剝離、白內障、青光眼、黃斑部病變，以及糖尿病所引起的眼部疾患，都有很高的機率導致失明，而這些過去大多只出現在老年人身上的眼疾，如今也有年輕化的趨勢，因此「盲目」的危機也呈倍數激增。

如果你希望從年輕到老都能看見美好的世界，那麼請務必留意這6大視力殺手！

1 高度近視

所謂高度近視是指八百度以上的近視，這種近視跟一般兩、三百度的近視有什麼不同呢？一般人都以為八百度近視只是眼鏡度數比較厚重罷了，但事實上並非如此，高度近視在醫學上又稱「病理性近視」，換句話說，就是一種「有病」的近視。

高度近視會讓眼睛變形、加速老化，甚至造成失明！

我們都知道，近視是因屈光不正導致影像聚焦在視網膜前，但大多數人不知道的是，隨著度數增加，眼睛會自己釋放出生長因子，所以一旦近視超過五百度以上，眼殼最外層的鞏膜會明顯「長大」。一般人的眼睛眼軸長度約二•三五公分，而高度近視眼軸長度則為二•六到二•八公分，明顯眼球前後徑拉長。

可怕的是，當高度近視導致鞏膜拉長時，黏在裡面的視神經纖維細胞並沒有增加，所以視網膜就會變薄並容易有破洞，這時若眼內液流進破洞，就會造成「視網膜剝離」。

此外，高度近視的人，即使沒有視網膜剝離，也可能因其他合併症造成失明或視力變差的後遺症。因為影像對焦所在的黃斑部是視網膜的一部分，而黃斑部的結構，又比視網膜更薄，當高度近視造成眼軸變長後，也會拉扯黃斑部，使黃斑部變薄，不但造成黃斑部功能退化，嚴重時還會導致出血。

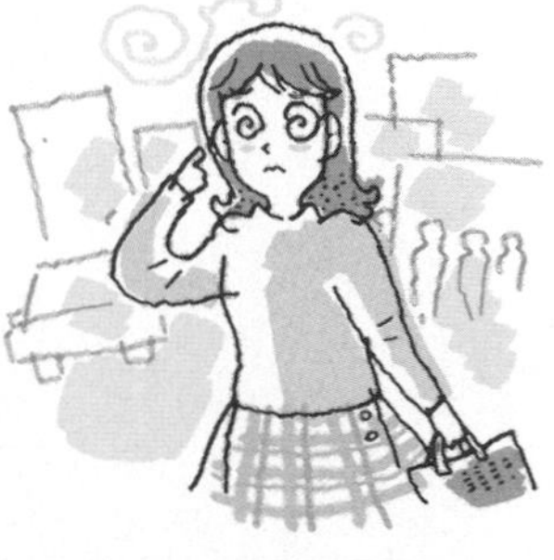

▲高度近視患者會提早引發白內障、青光眼、黃斑部病變……等眼睛病變。

既然高度近視是眼球老化的疾病，可能引發的問題就不僅於此。眼科醫師可以由病患眼睛的度數來評估病患眼睛的健康狀況，就如同內科醫師可以由病患的年齡來推想病患身體健康一樣。

我在門診看到近視一千度的小姐，常會跟她們說：「恭喜妳已經一百歲了！」這時她們往往面露不解神色，我就會進一步解釋，因為高度近視表示眼睛已經老化，接下來很多眼睛老化的疾病，像是白內障、青光眼、飛蚊症、視網膜退化、黃斑部病變等等，恐怕會接踵而來。

一旦高度近視，即使手術減輕度數，也無法避免併發症

隨著雷射手術技術的成熟，有些人可能會心存僥倖，以為只要雷射就可以解決近視困擾，其實不然。手術只能解決近視問題，卻無法化解因為高度近視所引起的眼球老化症狀，因為高度近視患者的眼球長度早已經被拉長了，視網膜的退化並不會因為調整角膜而改變。

所以與其事後補救，不如事前做好預防措施。臨床上，我認為最需要注意的是高度近視的高風險群，特別是已近視的孩童和3C高度使用者。特別是國小四年級以下的學生，因為研究證實，孩童罹患近視，近視度數會以一定速度增加，其中又在小學一到四年級階段增加速度最快，平均每年就會加深一百至一百二十五度；然而，目前有高達五成小學生有近視，這些小患者長大後必定會成為高度近視患者，換句話說，在未來的十五到二十年，可能會有將近五〇%的人有失明的危險。

無論是想避免發展成高度近視，或是高度近視者要預防併發症，唯一的方法就是不要用眼過度，最好多增加戶外活動的時間，並控制3C產品的使用時間等。

此外，如果已有高度近視的人，建議定期三個月或半年做一次眼部檢查，再加上每日營養補充，才能避免可能的併發症。

★誰要小心有「高度近視」？

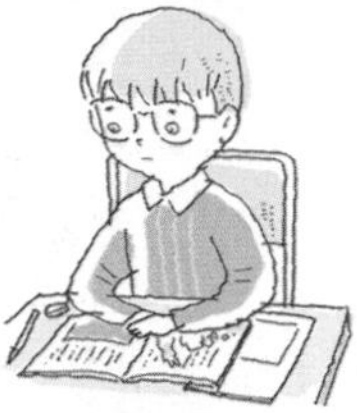

國小 4 年級以下就近視的學生

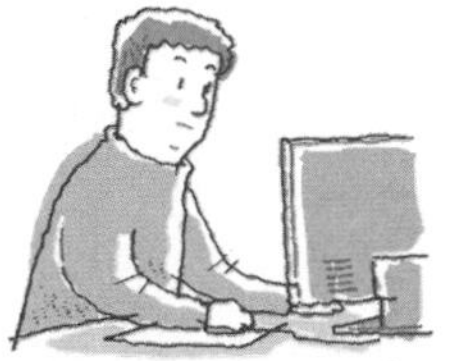

整天緊盯電腦螢幕的電腦族

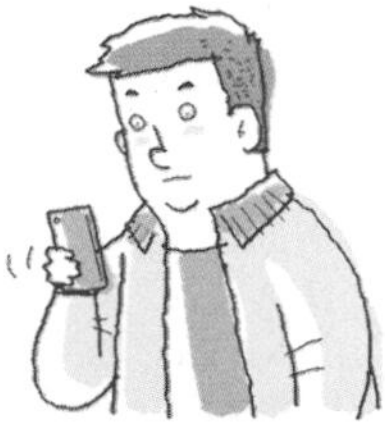

智慧型手機不離手的低頭族

★紅色警戒！「高度近視」的你要小心……

高度近視是眼球老化的疾病，所以只要是老人家常有的眼睛狀況，高度近視者都會提早罹患，例如：視網膜變性、視網膜剝離、視網膜裂孔、黃斑部退化、白內障、青光眼等。

★「高度近視」者的日常照護重點

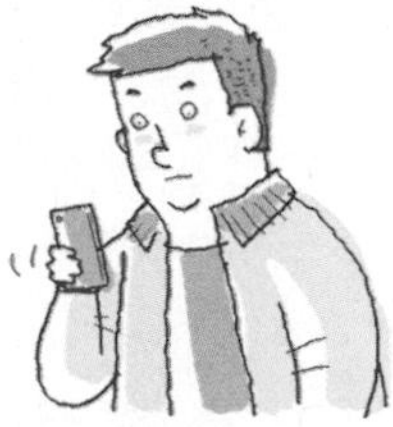

避免長時間近距離閱讀（如：看電腦、電視、手機）

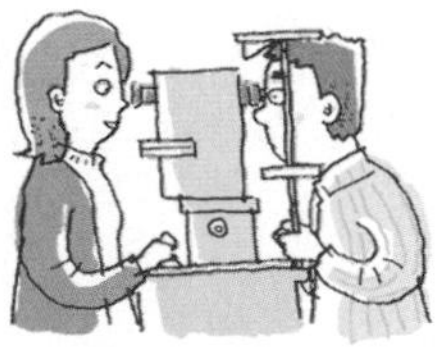

定期 3 個月或半年做 1 次眼部檢查

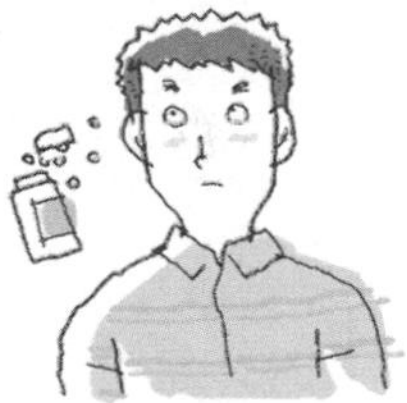

每日補充葉黃素與 Ω3（補充方式詳見第 6 章）

★一有這些狀況，請立刻就醫！

先期常見的症狀有：眼前有黑影、黑點或閃光，甚至周邊視野出現缺損等現象，當這些狀況出現時，表示眼球後半部的玻璃體和視網膜已產生變化，同時也可能已造成視網膜裂孔和剝離，必須儘快就醫治療。

2 視網膜剝離

「視網膜剝離」是眼科重症之一，若未及時治療，不僅視力預後不良，嚴重時還將導致失明。但由於許多人只聽其名不知其「症」，常等到看不清楚甚至已經快看不到才緊急就醫，因此，若想要保住視力，大家一定要了解「視網膜剝離」的徵兆，早期發現才能早期治療。

高度近視只是原因之一，外傷、腫瘤也可能導致視網膜剝離

上一節中，我們提到「視網膜剝離」是因為眼軸拉長，導致與鞏膜相連的視網膜掉下來，但實際上這只是簡單的說法，精確的說，應該是視網膜的「感覺視網層」與「色素上皮細胞層」分離。

我先前提過，視網膜就如同相機的底片，位於眼球壁的最內層，雖然只有薄薄一層，但其實含有多層神經細胞，其中最靠近外層和脈絡膜相接的是「色素上皮細胞層」，內層與玻璃體相交接的是「感覺視網層」，內含有許多的感光細胞，做為感光與傳達光覺到大腦的作用。

當「感覺視網層」與「色素上皮細胞層」發生剝離時，感光細胞就無法獲取由脈絡膜所提供的氧氣和營養，於是就會導致視力受損，假如未能及時以手術的方法，將剝離的網膜回貼到原位，感光細胞就會死亡而導致失明。

高度近視是引發視網膜剝離的原因之一，不過並不是唯一的原因。根據剝離的成因，我們可以將視網膜剝離分為三大類：

❶裂孔性視網膜剝離（RRD）

指視網膜有個裂孔，造成玻璃體經由裂孔進入視網膜底下，使感覺視網層與色素上皮細胞層分離，多因眼球老化、高度近視、外傷或開過白內障手術導致。

❷牽引性視網膜剝離（TRD）

常見於視網膜的血管增生及纖維化拉扯著視網膜，造成感覺視網層與色素上皮細胞層分離，常見如糖尿病視網膜病變、眼中風等。

❸滲出性視網膜剝離

主要是血管通透性增加，造成血管滲出液體堆積在感覺視網層與色素上皮細胞層之間而造成剝離，一般由眼過勞、葡萄膜炎或腫瘤引起。

視網膜剝離時無痛無癢，留意症狀才能避免手術

由此可知，不是只有高度近視者要小心視網膜剝離，事實上，視網膜剝離可能發生在任何年齡，甚至也有兩、三歲小孩的病例報告。

由於視網膜本身沒有痛覺神經，發生剝離時無痛無癢，想要預防、避免，就應該了解症狀。

視網膜剝離最常見的初期症狀有：突發性的飛蚊症、眼前突然有黑影或黑點晃動，以及出現閃光或關窗簾式的視野缺損等；此外還可能伴有視力減弱、看東西時出現變形等視力變化。

因此一旦出現前述症狀，就要趕緊找眼科醫師檢查視網膜，只要能早期發現，就可用預防性的裂孔雷射治療防止視網膜剝離的產生，但若已發現有視網膜剝離現象，大部分都必須接受手術治療，而且一旦視網膜剝離影響到中心視力，即使成功的治療使它再度貼回去，視力也很難完全恢復。

視網膜手術方法有很多，包括鞏膜扣壓術、眼內氣體注入法、玻璃體切除術等，有時須合併多種方法才能加以治療。一般來說，術後應儘量休息，避免劇烈運動（如打球、舉重、碰撞等）與腹壓增加的活動（如咳嗽、噴嚏、彎腰拾物及抱小孩）。

此外依據手術方法的不同，術後對患者的活動可能有不同的要求，例如眼內氣體注入的患者，術後頭部可能需保持特定頭部姿勢，如俯臥、側臥或趴坐，以促進剝離網膜的貼回，同時這類患者也必須在徵詢醫師准許後才可搭乘飛機，以免因注射的氣體在氣壓低的環境下膨脹，而造成眼壓升高。

★誰要小心「視網膜剝離」？

- 眼球受外傷、撞擊
- 白內障術後的患者
- 高度近視（近視度數 800 度以上）
- 糖尿病患者

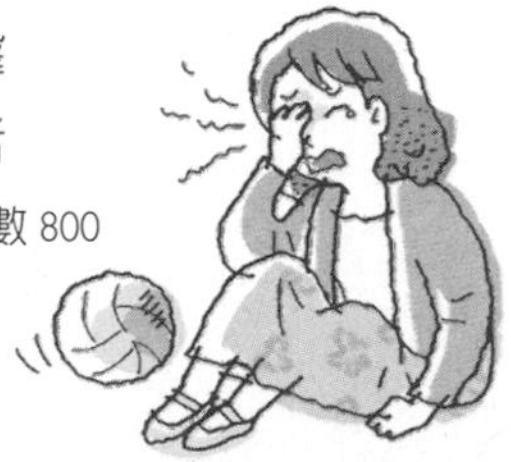

眼球受外傷、撞擊

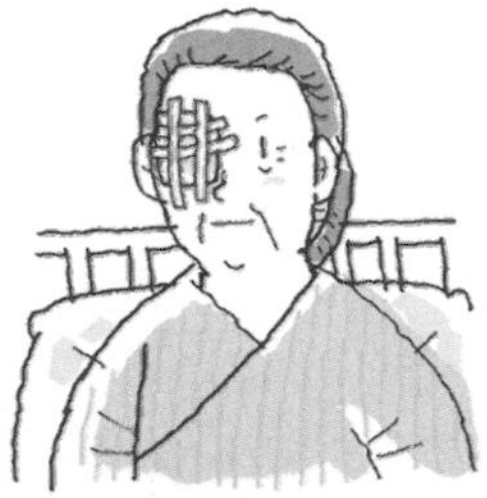

白內障術後的患者

★紅色警戒！「視網膜剝離」時要小心……

影響中心視力，造成無法挽回的視力損傷，最後會導致失明。

★一有這些狀況，請立刻就醫！

視網膜剝離是一種會導致失明的眼部急症，而且發生時不痛不癢，因此請務必認識初期徵兆：

- 眼前有黑影或黑點晃動
- 看到閃光（通常只有一眼，不過也可能兩眼同時發生）
- 彷彿被影子遮蓋部分視野
- 視力模糊

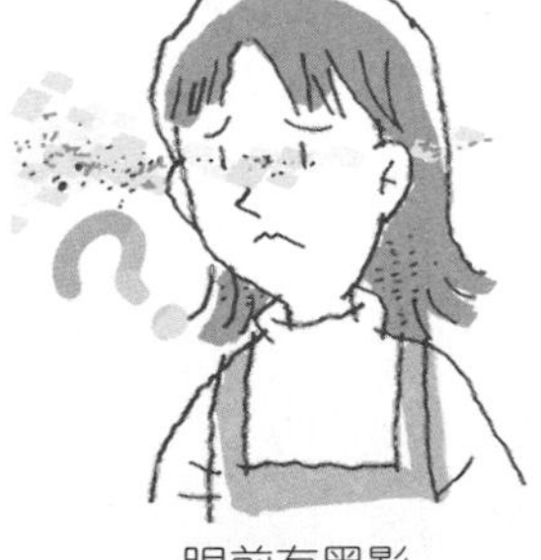

眼前有黑影

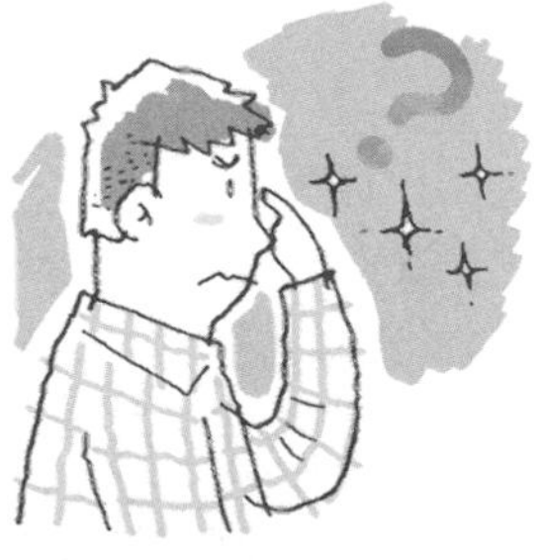

看到閃光

3 白內障

眼睛內部有個構造叫做水晶體，它能夠將光線聚集起來，成像在視網膜上，作用好比照相機的鏡頭。不過當這個透明的物體變混濁時，就會阻止光線進入，進而影響視力，這就是「白內障」。

低頭族當心！水晶體被手機照「熟」

由於白內障的患者水晶體會變混濁，因此主要症狀是「看東西不清楚」，不論看近或看遠都一樣，這點與老花眼只有看近時不清楚是不同的。此外，白內障患者的水晶體會漸漸膨脹，往前推擠虹膜，造成後房至前房的瞳孔通路狹窄，有時會導致眼壓升高，造成青光眼；反之，急性青光眼時，眼壓急速升高，也會改變水晶體的滲透壓，促成白內障。因此我常說，一旦白內障找上你，就要同時小心青光眼跟著來，反之亦然。

造成白內障的原因很多，可簡單區分成先天性與後天性。先天性的白內障主要是母體影響到胎兒所造成，例如母體受到輻射線照射、感染德國麻疹、服用藥物等；後天性的如外傷、發炎、高度近視、糖尿病，以及最為人熟知的「老年性白內障」。不過要注意的是，白內障現在已非老年人專利，近三年臨床觀察發現，三十五到四十歲的高度近視族群併發近視性白內障的比例激增，再加上電腦、手機的過度使用，越來越多年輕人因眼球老化而讓白內障提早報到，以致接受白內障手術的患者中，有四成都是中壯年人，甚至二十多歲就得開刀的大有人在，而且過去白內障手術單眼開刀占七成，現在則變成有七成患者雙眼都需開刀！

為什麼會這樣呢？這可能與長時間使用 3C 有關聯。水晶體由蛋白質組成，會吸收紫外光及可見光中的藍光，以預防光線直射眼底傷害黃斑部，所以長時間盯著 3C，水晶體大量吸收光線熱能，將造成蛋白質變性、混濁，就像用放大鏡聚光照射可以煮蛋一樣，3C 產品的光，也可以「照熟」水晶體。

手術前2週，暫停服用銀杏等保健食品

由於大部分白內障都是老化現象，所以目前無有效的眼藥或口服藥可使其恢復清澈透明，充其量只是延緩惡化速度罷了。因為沒有特效藥，所以白內障的治療，除了追蹤之外，只有手術一途。臨床上，醫師對於白內障是否要手術，會依據下列幾項評估作為判斷基準。

首先，醫師會先以「裂隙燈」評估白內障的成熟度，這種顯微鏡可前後看透整顆水晶體，接著醫師會做眼睛其他部分的檢查，看看有沒有青光眼、虹彩炎、玻璃體出血、視網膜剝離、黃斑部病變、糖尿病視網膜出血等問題；

也就是說，如果仍有其他造成視力下降的原因，例如合併黃斑部病變，那麼就算動了白內障手術，對中央視力的改善也是有限。

在醫生評估之後，接下來是否要動手術則完全看患者的決定，沒有一定的標準可循。在眼科手術中，有的是醫生決定的，如：視網膜剝離、急性青光眼；有的則是由患者決定，如：近視手術矯正以及白內障手術。因為白內障所造成的視力模糊，會因個人主觀而有程度差別。因此如果患者希望有好的視力，就可以早點開刀，如果患者只要吃飯沒有問題就好，也可以慢幾年再開。唯一例外的就是過熟的白內障，會引起患者眼壓高或是水晶體破裂，此時便得由醫生決定開刀。

白內障會不會越來越嚴重則是因人而異。有人六十歲時罹患白內障，到了八十歲情況並沒有更嚴重，但也有人在二到三年內就快速惡化。

由於儀器設備的進步，白內障手術只要數十分鐘，並不一定要住院，而植入的人工水晶體，材質與矯正視力的效果也非常好，甚至具有預防紫外線的功能。不過要注意的是，平時若有服用預防血管阻塞的低劑量阿斯匹靈或保健食品的習慣，手術前請務必告訴醫師，特別是銀杏、深海魚油、納豆、紅麴或紅景天這五類保健食品。因為國內研究發現，這些產品多具抗凝血作用，因此容易造成術中或術後出血，其中又以銀杏出血率高達四成五最危險，因此術前二週應停吃，否則恐因血流速度加快，增加出血風險。

★誰要小心「白內障（後天性）」？

- 老人家
- 全身性疾病患者（如：糖尿病）
- 外傷、發炎
- 長期使用類固醇者

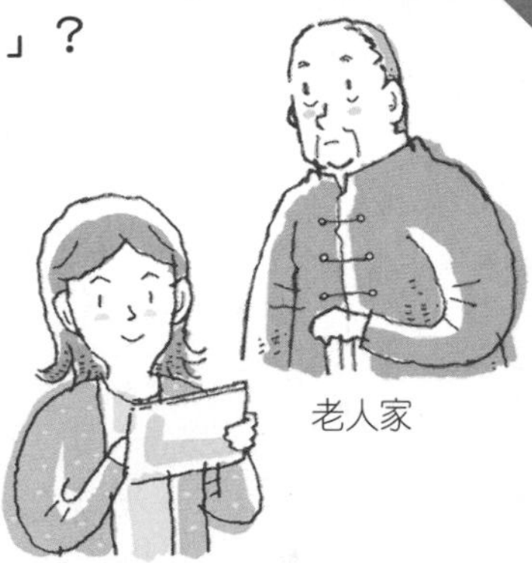

老人家

長時間使用 3C

★誰要小心「早發性白內障」？

- 高度近視、青光眼患者
- 長時間使用 3C

★紅色警戒！「白內障」時要小心……

白內障和青光眼是一對難兄難弟，一旦有白內障就要小心青光眼，反之亦然。

★「白內障」患者的日常照護重點

- 避免吸菸、喝酒
- 控制慢性疾病（如：高血壓、糖尿病）
- 注意紫外線
- 多吃抗氧化食物（如：維生素 C、E、B_2）

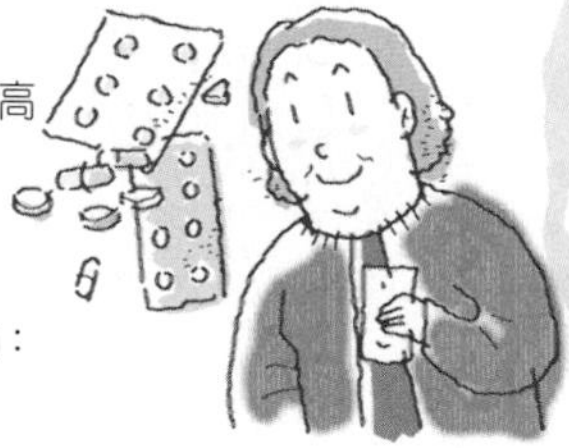

控制慢性疾病

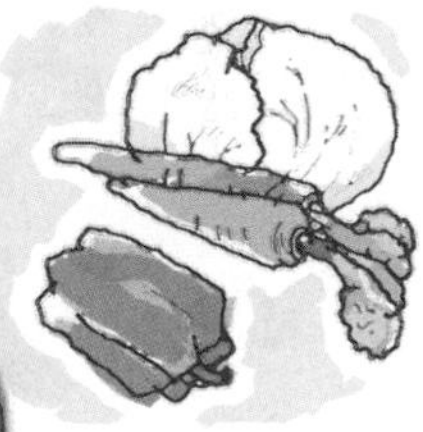

多吃抗氧化食物

★一有這些狀況，請立刻就醫！

白內障要小心眼壓上升、誘發急性青光眼發作，所以須注意急性青光眼的症狀（詳見下一節）。

4 青光眼

青光眼主要是眼內壓力造成的疾病。眼睛是靠眼內的一種液體來調節眼球的壓力，這種液體叫做房水，由睫狀體分泌，由後房循流至前房，然後排出眼外。當房水無法排泄，造成壓力升高時，會壓迫、損害視神經，造成視野缺損、視力下降，這便是青光眼。

同樣罹患青光眼，亞洲患者的失明率遠高於歐美國家

根據國健署資料，台灣約有三十五萬人罹患青光眼，而青光眼有二五%的機率會導致雙眼失明，是國人後天失明的主因，所以必須及早發現、治療，才能避免「盲目」的危機。

由於青光眼是一種眼睛構造上的病變（房水排水構造的功能障礙），所以家族有青光眼病史的人，罹患青光眼的機率也會比較高。

此外，年紀越大，罹患青光眼的比率也會越高，因為隨著年齡增長，負責房水排出的小樑網功能會逐漸減退，供應視神經營養的血管也會逐漸狹窄。不過，青光眼可不是中老年人的專利，近年來罹患青光眼的人口不

但明顯增加，從二〇〇四年到二〇一三年的十年間遽增七〇%，同時年齡層也有下降的趨勢，平均每四位患者中，就有一名是年紀十到四十九歲間的青壯年族群。此外，諸如外傷、虹彩炎、眼內手術、全身性疾病或藥物使用等等因素，也都可能引發青光眼。

值得注意的是，同樣罹患青光眼，亞洲患者的失明率二五%，遠高於歐美的一〇%，分析原因往往是因處置過晚。一般來說，青光眼可以分成急性與慢性兩種。

急性青光眼是指眼壓急速升高，使患者眼睛遽痛、發紅，甚至會噁心嘔吐，通常並不難診斷；要注意的反而是慢性青光眼，這類患者的眼壓未必很高，或者有時候高，但一會兒就降下來了，患者不易覺察，最多覺得眼睛脹脹的、容易疲倦，可能休息一下就恢復了，往往還以為是工作疲勞。

青光眼治療是「終身大事」，不可輕忽

因此唯一的防治之道就是定期做眼部檢查。其中最基本的檢查就是「量眼壓」，不過眼壓的量測會有兩大盲點：一是眼壓在不同時間會有不同變化，二是每個人對眼壓的耐受性不同，所以青光眼的診斷，不能單靠眼壓的量取，還要配合「眼底檢查」與「視野檢查」，才能評估「眼底罩杯——視神經盤」的傷害程度，以及是否有視野缺損的情形。倘若有青光眼疑慮，可加做「眼部斷層掃描檢查（OCT）」，如此視神經盤正面與側面的狀況，皆可一覽無遺的檢查出來。

青光眼所導致的視神經損傷與機能衰退（如視野缺損以及視力喪失）是無法恢復的，因此治療的主要目的在降低及維持眼壓在合理安全範圍內，避免過高的眼壓持續傷害視神經與視力狀況。而且即使眼壓已經在正常範圍，病人也應該遵從醫囑用藥，不可隨便停止治療，才能防治末期「盲目」的悲劇。

一般而言，除非是急性發作，否則青光眼第一線的治療大多以藥物為主；通常剛開始治療青光眼，會有一段「調藥期」，醫生會根據病患點用藥物的感覺與降壓效果的優劣來選用藥物。只要患者舒服，藥效良好，就可以持續點用。但是仍必須每隔三個月至半年作視野檢查以評估療效，如果藥物效果不彰就應該換藥，反之若藥效很好，那也可以少點幾次。有的患者同一種藥物連續點十年，也不去管藥效如何，這是很可怕的，請務必遵從醫囑，定期回診檢查才行。

此外，有些青光眼的患者，覺得每次看病只是拿藥，不需要固定醫師，其實不然。因為看診醫生不了解患者病情，只會照著原來的醫囑給藥，會影響病情的追蹤及正確的判斷。建議最好能固定醫生看病，也就是說青光眼患者，都應該有位眼科的家庭醫師。

目前青光眼的治療，除了傳統的藥物與手術外，還可在藥物治療的同時，進行預防性雷射治療，以促進房水的排出。因此過去在臨床上控制不好、必須手術的情況已比過去減少很多。也就是說，青光眼已算是可控制的疾病，重點是必須及早發現。

★誰要小心「青光眼」？

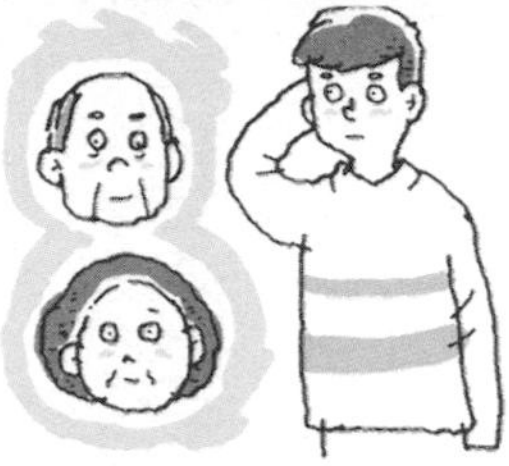

有青光眼家族史

- 有青光眼家族史
- 慢性疾病患者（如：糖尿病、高血壓）
- 高度近視、白內障患者
- 40 歲以上的人
- 長期使用類固醇者

★紅色警戒！「青光眼」時要小心……

不可逆的視力損害、失明。

★「青光眼」者的日常照護重點

- 每年定期眼睛檢查（含：眼壓測量、眼底檢查、視野檢查等）
- 多吃抗氧化食物（如：維生素 C、E、B_2、胡蘿蔔素等）
- 睡眠充足、不熬夜、注意睡姿（如：避免趴睡、睡覺時墊高頭部，以避免眼壓上升）
- 和緩運動（如：散步、慢跑、騎單車等，但要避免低頭彎腰、用力過猛的運動，像舉重、仰臥起坐都不適合）
- 避免高油、高糖、高脂肪飲食

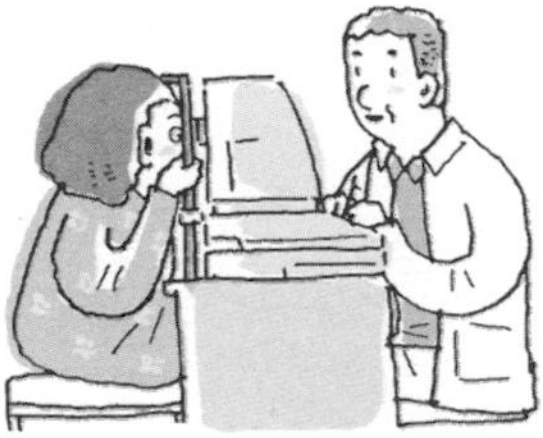

定期眼睛檢查

★一有這些狀況，請立刻就醫！

青光眼並沒有典型的症狀表現，但若有下列狀況，請立刻就醫檢查：

①視力模糊，周邊視野縮小（眼角餘光所見不如從前開闊）。

②夜間看燈光有五彩光圈圍繞。

③頭痛、眼脹，甚至有噁心、想吐的現象。

5 黃斑部病變&黃斑部的病變

相較於近視、白內障等問題，黃斑部對許多人來說是比較陌生的名詞，因此多數人在聽到自己有黃斑部方面疾病時，常會急著搜尋相關衛教知識，但又覺得抽象難懂。而醫師因為無法在門診短短時間內，對病患詳加解說黃斑部專有名詞和概念，往往造成醫病關係的緊張與誤解，因此，我特別增加篇幅，和大家詳細說說「黃斑部的病變」。

❶認識黃斑部&黃斑部的相關病變

黃斑部主司中心視力，並負責保護感光細胞

我在第一章時曾說，黃斑部就是視網膜的中心，那塊呈黃色的斑塊部位。但是，為什麼要把視網膜上的黃斑部特別加以命名呢？原因當然在於它所具有的特殊能力。

我們已經知道，視力的構成主要是靠視網膜上的感光細胞受光成像，然後將影像訊息傳送至大腦，而負責收集影像訊息的關鍵就是黃斑部。因為射入瞳孔的光線聚集在黃斑部上，進而構成我們的中心視力（Central Vision）；而中心視力的範圍，就是直視前方、視角二十

度內的區域，換句話說，在你看書的同時，以此為圓心十五公分直徑所見，都是黃斑部負責幫你看的。

既然是光線的聚集點，當然就會有氧化傷害，而且黃斑部的氧化壓力還是人體內最高的，只要你睜開眼睛、看見事物，就代表黃斑部已經在「接收」光線。

因為黃色素可以吸收高能量藍光，因此黃斑部具有保護視網膜感光細胞不受光線傷害的能力；這些黃色素一般統稱為「黃斑色素」，這也就是黃斑部之所以呈現黃色的原因。主要成分為葉黃素及玉米黃素，兩者都是很有效的抗氧化劑，可以預防自由基所引起的氧化傷害。

基本上，只要黃斑部有足夠的黃斑色素濃度，就可以將自由基的傷害降到最低。不過，由於黃斑色素會因年齡等因素耗損，如果又加上「使用不當」，黃斑部承受過多的光線，日久自然就會出現病變。

什麼是「黃斑部的病變」？
什麼是「黃斑部病變」？

在門診第一個需要解釋的就是什麼是「黃斑部的病變」？什麼又是「黃斑部病變」？一般來說，當醫師檢查發現黃斑部因老化、退化或疾病而產生不正常的現象，如出血、水腫、裂孔或長膜等，這些就統稱為「黃斑部的病變」。

至於「黃斑部病變」則是與年齡相關的「老年性黃斑部病變（ＡＭＤ）」簡稱。這種病變是隨著年齡漸長，在黃斑部間膜上產生「隱

老年性黃斑部病變（AMD）

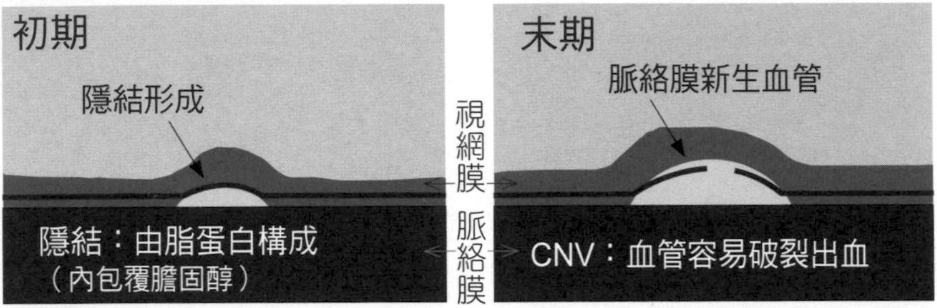

光線（尤其是藍光）會對黃斑部造成慢性刺激，這種慢性刺激就好比握筆寫字，最後因摩擦，食指會形成癰結一樣，光線刺激黃斑部，最後就會在間膜上形成「隱結」。

「隱結」是由脂蛋白構成，內部包覆著膽固醇，其構造與高血壓患者的粥狀血管硬化很相似；病變後期，將形成脈絡膜新生血管，進而引發水腫或出血而導致失明。

結」，進而使脈絡膜長出新的血管，最終引發水腫、出血而導致失明。

由於這種狀況是歐美先進國家中老年人失明的主要原因，近十多年來歐美各國皆傾全力研究，因此才被視為醫學專有名詞，成為黃斑部的病變中，被獨立出來討論的部分。

簡單的說，「黃斑部的病變」有很多，除了「黃斑部病變」外，還有糖尿病黃斑部水腫、高血壓黃斑部出血、眼中風、黃斑部裂孔、黃斑部膜上膜、黃斑部眼過勞、色素性黃斑部病變等等。林林總總不同的名稱，代表了不同的疾病，而且病因不同，治療方式也不一樣。

老化、高度近視、光線氧化傷害，易引發「黃斑部病變」

有了對「黃斑部病變」與「黃斑部的病變」基本概念後，我們才能討論防治的方式。首先是「黃斑部病變」方面，這類的病變成因，主要是氧化傷害加上老化傷害所導致：

◎氧化傷害

任何人體的生理作用，要製造能量，都需要氧化作用，這是正常而重要的機能。但是為什麼有所謂氧化壓力，甚至氧化傷害呢？我們知道，氧氣是人體氧化作用所需，但在氧化作用的同時，也會製造自由基，自由基在組織中流竄，狀況極不穩定，為進入安定狀態，很快會另起化學作用，使得脂肪產生過氧化作用，這種急速的化學作用在組織中快速進行，造成DNA、蛋白質與細胞膜的傷害，就稱為「氧化傷害」。

換句話說，氧化作用是人體正常生理機能所需，但相對地也可能造成身體組織的傷害，像這樣「又需要又怕受傷害」的壓力，就是所謂的「氧化壓力」。

什麼樣的組織會有氧化壓力呢？①氧氣越多的組織、②能量越高的組織、③脂肪密度越大的組織，就越會有所謂的「氧化壓力」。

而不湊巧的是，黃斑部是人體中有最高氧化壓力的組織，因為：

❶為求視力清晰，黃斑部脈絡膜微血管密度最高，動脈血流供應高濃度氧氣。

黃斑部雖然是眼底視網膜最中心也最重要的構造，但往往需要費盡口舌才能讓病患稍有概念。為了方便大家了解，我特別將黃斑部一些特有的臨床表現功能，列成黃斑部的「10 大最狀」。

❻ 最主動	黃斑部可說是人體藥物動力學中，最能行使主動運輸的組織；許多報告顯示，攝取的葉黃素經由腸道吸收到血液中，會主動被運送到黃斑部。
❼ 最瞎	老年性黃斑部病變早已是歐美各國失明的主因，台灣除了年齡老化，還有全世界第一的高度近視罹患率，以及數一數二的 3C 產品使用率，使近視性黃斑部病變與自發性黃斑部病變的罹患率也跟著大幅增長。
❽ 最挑嘴	眼睛有血視網膜障壁（BRB），負責篩選有用、無毒的物質，但視網膜黃斑部又把這種挑嘴的特性發揮到極致，只吃葉黃素、玉米黃素、DHA 和維生素 A。
❾ 最專情	黃斑部所含的葉黃素和 DHA，雖然都是人體中不能自行合成、必須向外攝取的組織成分，但是只要進入黃斑部，就會很專情的在此定居終老，只有在一個時期會主動離開黃斑部，那就是懷孕時。根據研究，孕婦黃斑部的葉黃素與 DHA 會在胎兒 3 個月時在胎盤開始聚集，6 個月時經由臍帶「登陸」胎兒肝臟，並開始慢慢經血循進入小 Baby 的眼睛。 所以我們可以說，黃斑部是最專情的，只有孕婦的黃斑部在「主廟分爐」時，才會把這些最寶貴的成分轉給小胎兒；這也就是為什麼許多孕婦或產婦常會覺得記憶力減退、精神不佳或視力模糊，部分原因可能都是因為體內葉黃素與 DHA 在懷孕時分給胎兒，造成孕婦腦中及眼睛 DHA 和葉黃素濃度下降所致。
❿ 最難搞	黃斑部雖然極小，但視覺功能極為敏感，所以治療效果病患自己就可「眼睜睜」的評估，醫師當然會備感壓力，可說是眼科醫師公認最難搞的眼部疾患。

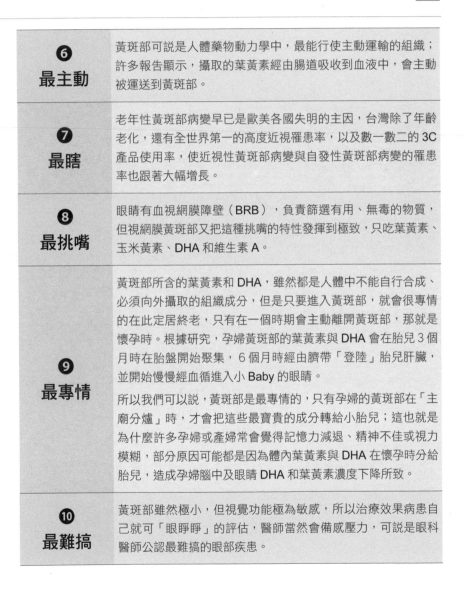

3 分鐘掌握黃斑部 10 大「最」狀！

❶ 最袖珍	黃斑部所掌控的視力範圍占整個中心視野 30 度的 5 分之 4，但它的直徑大約只有 0.55 公分，可以說是眼睛內最小的組織。
❷ 最傳神	黃斑部所傳遞的影像訊息，占用了腦部視覺中樞一半左右的腦神經細胞，代表了大腦意識；事實上在一定層面，黃斑部也最能表現一個人的大腦思惟，例如我們覺得一個人「眼神閃爍」、「目露凶光」，指的就是黃斑部。
❸ 最幼齒	這有兩個意義：首先在眼科治療史上，青光眼的藥物治療已有上百年的歷史，白內障也超過 40 年，連近視雷射也有近 30 的治療史，就連治療史很「年輕」的眼底病變（如視網膜出血、視網膜剝離等），近 20 多年也已能進行有效的治療；相較之下，黃斑部病變的治療可說相當「幼齒」，是近十數年才踏入治療的領域。 此外，最新研究顯示，黃斑部病變可能是心血管疾病的新成員，不僅血中膽固醇的量及低密度脂蛋白（LDL）的量會影響黃斑部的葉黃素含量，而且溼性黃斑部病變的危險因子及病程也與高血壓息息相關。
❹ 最喜歡 日光浴	黃斑部接受光線形成影像，使大腦能感知外界的環境，也就是有了光線，才能使黃斑部發揮視覺的功能；不過就像日光浴會導致皮膚癌一樣，過度的光線也是黃斑部病變的主因。
❺ 最有壓力	人體中越是需要高氧氣的組織，往往因為容易形成自由基，而會有「氧化壓力」，而人體中氧化壓力最高的就是黃斑部。

❷黃斑部需要光線照射才能有視力作用，光線照射越多，光能所聚集的能量自然越高。

❸視網膜是體內脂肪密度極高的組織。

所以說，人體中最容易造成氧化傷害的組織就是黃斑部，因為在脂肪極厚的黃斑部，有極高的氧氣又接受了極強的光線，因此形成極大的氧化壓力。

◎老化傷害

身體就如同機器一般，機器用久了會舊，身體用久了會老，所以身體組織功能就會下降。以眼睛為例，一旦眼睛色素性上皮功能下降，感光細胞視覺作用後產生的廢物就會開始堆積，使視網膜對氧化傷害的敏感度增強，所以也就更容易受傷。

此外，由於氧化傷害與老化傷害有加成的作用，所以過去黃斑部病變大多發生在中老年人身上，也就是所謂的「老年性黃斑部病變（AMD）」；但時至今日，過度用眼加上過久光害的結果，早使人們的眼球年齡，大大超越實際年齡，因此黃斑部病變也可能在青壯年身上出現，而不再是中老年人的專利。

以台灣現況來說，因近視度數超過八百度而導致黃斑部病變的人與日俱增，這種因近視度數所促發的病變，稱為「高度近視性黃斑部病變」。

這類病變的主要促發因子雖然是近視度數，但發展過程和老年性黃斑部病變可說是異曲同工。因為近視度數超過八百度的人，血管循流不良，養分供應不足，眼球年齡等同於八十歲以上的老人家，一樣會有老化傷害；不一樣的是，高度近視者對壓力的耐受性較低，例如正常人能忍受的普通眼壓，對這類患者來說卻會造成視神經傷害。再加上高度近視所拉長的眼軸，也會拉扯視網膜及老化的黃斑部，因此會帶來更多、更複雜的問題。

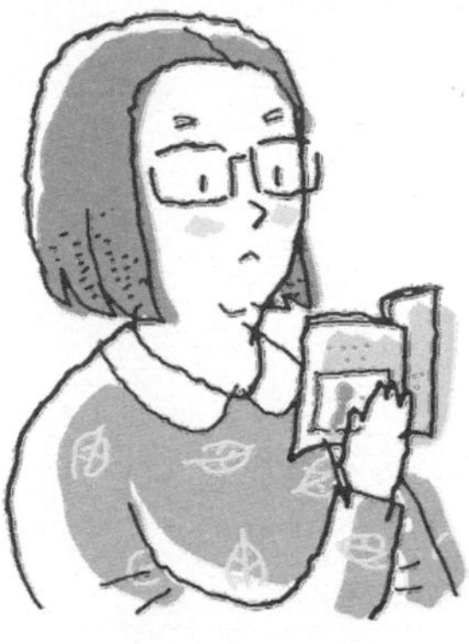

▲黃斑部病變原本是老人的疾病，但有越來越多高度近視的年輕人也出現黃斑部病變。

此外，還有一種人因用眼過度、工作高度依賴光線，所以儘管年齡不老、近視度數也不深，卻也容易形成黃斑部病變，這便是所謂「自發性黃斑部病變」。

這類患者又可分成兩種，一是因脈絡膜發炎或脈絡膜有病變、感染所引起，但所占比例不高；二是眼底檢查明明沒有發炎或感染，但卻有黃斑部病變者，這類病例在新竹地區相當多。根據田野調查，患者主要是高度用眼族群，除了科學園區品管、工程師等科技新貴外，近年來國、高中生也被列入高度用眼族群當中。

總結來說，如果在相同遺傳先天體質的條件下，我們可以發現黃斑部病變有三個激發因子，那就是：光線、年齡及近視度數，當中除了年齡增長不可控制外，其他都是我們可以掌握的。

黃斑部裂孔、水腫、長新膜等「黃斑部的病變」

相較於黃斑部病變，「黃斑部的病變」原因、狀況可就五花八門、不勝枚舉，因此以下僅列舉三種臨床較常見的狀況說明：

◎黃斑部裂孔——玻璃體黃斑部牽引症

黃斑部裂孔是指位於視網膜中心部位的黃斑部產生一個圓形的破洞。

許多原因都可能造成黃斑部裂孔，如外力撞擊、眼睛發炎水腫、高度近視等，但臨床較常見的原因是原發性黃斑部裂孔——也就是玻璃體黃斑部牽引症。

什麼是玻璃體黃斑部牽引症呢？

玻璃體黃斑部牽引症是一種中老年人常見的眼睛疾病，好發於四十歲以上族群，主要是玻璃體退化所引起。我們知道，玻璃體是位於眼球後半部的透明膠狀組織，與視網膜緊密連結。當玻璃體開始退化，整個膠體的體積會漸漸縮小，無法充滿整個眼球，而漸漸和視網膜分離。由於黃斑部是與玻璃體連結最緊密的組織之一，在分離的過程中容易「藕斷絲連」而造成黃斑部構造變形甚至出現裂孔，進而導致視力下降。

雖然玻璃體黃斑部牽引症是由玻璃體退化所引起，但並不是每個人在過程中都會「藕斷絲連」，因此建議四十歲以上的人，應每年定期進行眼睛檢查，才能早期發現、早期治療，得到最佳治療效果。

◎眼睛過勞、黃斑部水腫——中心性漿液性脈絡膜視網膜病變

現代人長時間使用電腦、手機，易導致用眼過度，因此眼科醫師經常呼籲大家，要讓眼睛適時休息，以免「眼過勞」而失明。所謂的「眼過勞」，正式醫學名詞是「中心性漿液性脈絡膜視網膜病變」，這是典型的脈絡膜血管病變，因視網膜排水不良而造成黃斑部視網膜下積水，是一種自發性的病變，好發在二十五歲到五十五歲的男性。

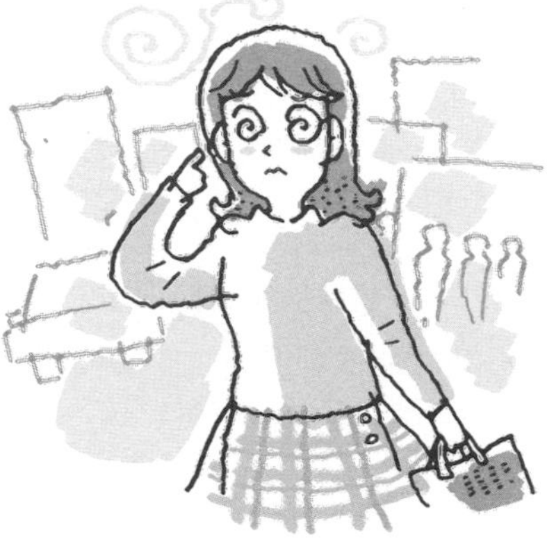

▲一旦出現視力減退或視野模糊等症狀，要小心是「眼過勞」的警訊！

致病原因推斷可能與病患心理壓力有關，因為有研究報告指出，患者的人格特質較傾向於A型性格，所謂A型性格乃指有強烈的企圖心、好競爭，作事積極、急躁，自我要求高、凡事追求完美等等。

這種疾病最大症狀是中心暗影，也就是病患中心視野變暗，色彩的敏感度也會下降，通常視力不低於〇・六。因此當你一旦出現視力減退或視野模糊、對顏色敏感度變差、

中心視野變暗等症狀，就可能是眼睛過勞的警訊。

◎黃斑部蓋被子——視網膜上膜

顧名思義，「視網膜上膜」就是視網膜上面卡了一層新長出來的膜，由於這層「新膜」通常發生在黃斑部上，所以常被形容為「黃斑部蓋被子」，其影響輕則造成病患視覺品質不佳，重則嚴重影響視力。

為什麼黃斑部會長新膜呢？主要原因是黃斑部發炎所分泌的物質滲入玻璃體中，久了這些液化的物質就會形成一片薄膜。

至於黃斑部的發炎原因，則可分成「內憂外患」兩大類，內憂是指黃斑部受到全身性疾病波及，例如糖尿病、高血壓和眼中風造成的黃斑部水腫，或是眼外傷、手術（白內障手術、青光眼手術、視網膜剝離或玻璃體出血等手術）及吃藥，使得黃斑部水腫發炎；外患則是指光線長期對黃斑部的慢性刺激。因為黃斑部是受光最嚴重的地方，一旦黃斑部無法承受氧化壓力時，就會產生自由基而造成發炎反應。

由此可知，要預防「視網膜上膜」的發生，就必須「內外兼顧」。內是避免受到全身性疾病的波及，尤其避免心血管疾病發生的危險因子，對預防黃斑部膜上膜都有幫助，例如控制三高、不要抽菸、少喝酒等；外當然就是防止光線對黃斑部的傷害，如出門要戴太陽眼鏡、防藍光眼鏡或偏光鏡，吃一些「黃斑部防曬劑」，如葉黃素及Ω3，都是很好

視網膜上膜患者的對比敏感度較差

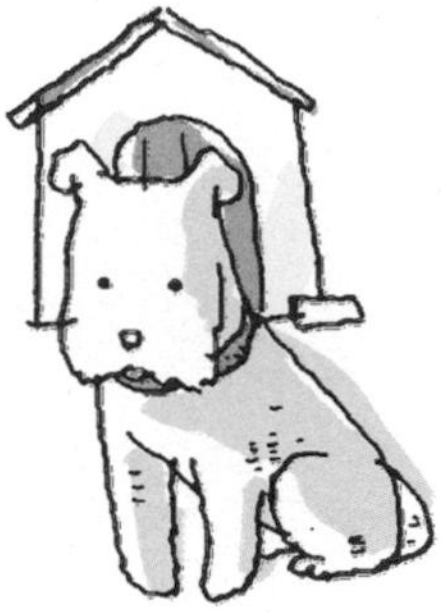

▲正常人所見

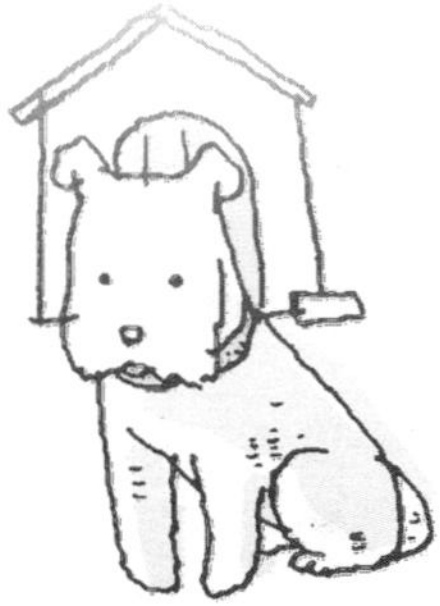

▲視網膜上膜的患者所見

的預防方法。

臨床上我曾看到很多病患，並沒有全身性疾病，但是卻自發性的形成薄膜，有的病患視力一•〇，但是視覺品質極度不良，推其原因，可能與先天遺傳、個人體質有關，因此這類患者更要注意日常眼睛光線的保護才行。

❷黃斑部相關病變的防治策略

目前黃斑部病變的診斷治療，仍侷限在已有嚴重傷害的溼性黃斑部病變上，對於早期乾性的病變[2]，甚至只有輕度色素變化者，卻相當少；事實上，早期乾性病變的病患約占黃斑部病變的九成，因此提早發現病變，進而制敵機先，可說是防治黃斑部相關病變最重要的課題。

黃斑部問題家族

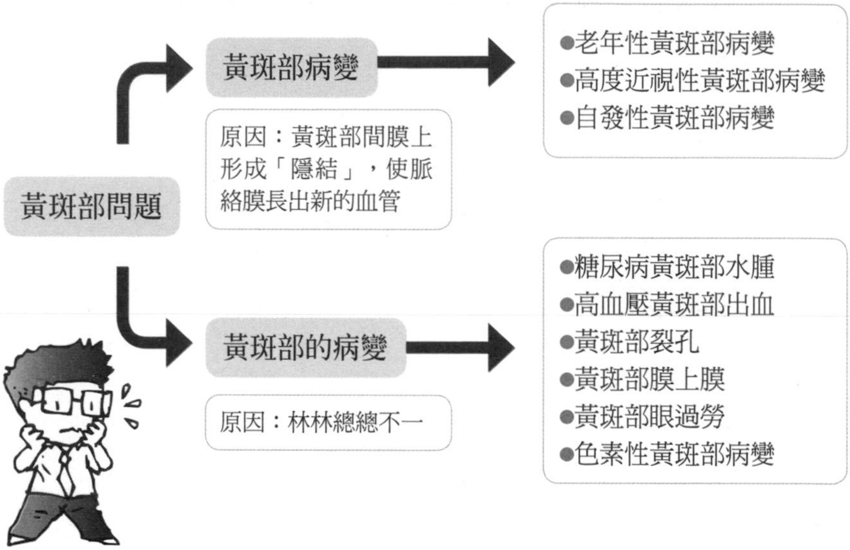

定期檢查就能及早發現黃斑部病變

那麼該如何防患未然呢？「定期檢查」是不二法門。由於黃斑部具自我檢測（Self-test）能力，因此不必時常看醫生，自己就可以經常進行基礎的黃斑部評估；當然，也別忘了定期再去找醫師進行專業、完整的醫學檢查。

❶平時自己就可進行的檢測——艾姆斯勒方格檢查

有個很簡便的自我檢查方法，叫艾姆斯勒方格檢查法（見一四四頁），可以幫助發現溼性黃斑部病變的早期症狀；不過要注意的是，不要將這種DIY檢查法當成醫院檢查眼睛和視力的代替品，想確實了解眼睛的健康，還是要到醫院做完整檢查。

假如你已經是黃斑部病變患者，建議每週做幾次艾姆斯勒方格檢查法，以了解自己視力變化情況，一旦惡化才能儘快就診。

❷定期就醫進行的檢測——早期偵測黃斑部病變3大新利器

由於黃斑部具自我檢測（Self-test）能力，往往黃斑部有病灶時，自己就能感覺出來，而且可靠性極高，因此醫生在進行黃斑部評估時，會同時進行主觀檢測（如視力檢查、阿姆斯勒格狀表檢測），以及用放大稜鏡做眼底檢查（詳見五七頁）。

尤其在眼底檢查時，若出現黃斑部中心凹的亮點消失，黃斑部色素減少或密度不規則，致使視網膜透明度增加，底部脈絡膜血管明顯、粗大或血管表面不規則等現象，往往就代表黃斑部真的有問題了。

為了能「早期偵測」，近年來臨床上更已發展出三種新的評估方式，請參考一四五頁。

2. 一般來說，黃斑部病變會依是否產生脈絡膜新生血管，分為乾性（wet AMD）和溼性（dry AMD）兩種類型。還未形成脈絡膜新生血管者，屬於乾性老年性黃斑部病變，通常對視力影響較小，但時日一久，仍有可能惡化為溼性老年性黃斑部病變；而溼性老年性黃斑部病變患者，在黃斑部下方會有異常血管生長，滲漏血液並產生積液，可能會因脈絡膜新生血管而產生黃斑部水腫、出血等現象，造成疤痕及永久視力損傷。

艾姆斯勒方格檢查法的使用步驟

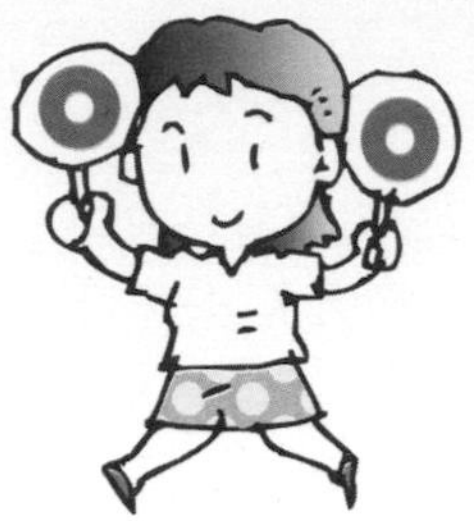

室內燈光調整到舒適的程度，雙手拿住艾姆斯勒方格、放在自己可以輕鬆舒適閱讀的距離（33 公分，讀報距離）。如果本來就需要戴眼鏡，就戴著眼鏡做測試。測驗時用一手或物品遮住一隻眼睛，另一隻眼聚焦在中央黑點上，眼位不能移動的問自己以下問題：

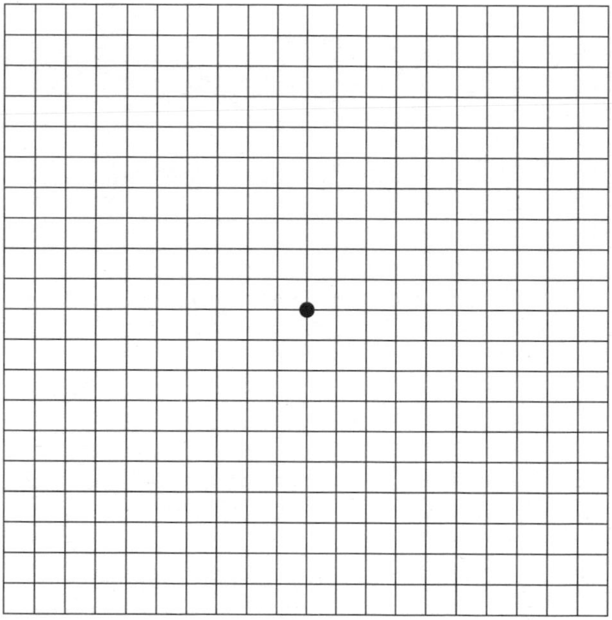

❶線條是彎曲的或是扭曲的？
❷每個小格子的大小和形狀相同嗎？
❸線條是波浪的、消失的、模糊的或是褪色的？

如果你看見任何線條呈波浪、模糊、褪色或扭曲，甚至某個區域的線條模糊不清、小格子的大小和形狀不同，都是黃斑部病變的警訊，應該儘快找醫師做進一步檢查。

評估黃斑部病變的 3 大檢測

檢查方式	檢測項目	說明
黃斑部色素密度檢測	黃斑部葉黃素的密度	黃斑部色素密度往往代表了黃斑部對光線的防禦能力，如果黃斑部色素不夠，黃斑部病變的機率自然升高。這項檢查可幫助我們了解自身黃斑部色素是否足夠，用以評估病變的風險性，以及食物或營養品攝取是否能有效增強黃斑部的功能。
黃斑部功能精密檢測儀	黃斑部對光的敏感度 ＋ 即時視網膜影像	主要偵測黃斑部正中央的視覺敏感度，同時取得即時視網膜影像，由於它有定位系統，所以能很準確的觀察功能與構造上的關係。
早期黃斑部病變檢測儀	早期黃斑部病變徵兆	是一種非侵入性的檢測法，可以檢測黃斑部感光細胞排列的整齊度，看出早期黃斑部的病變徵兆（如水腫、血管異常增生），而且方法簡單又能提供極佳的病變辨識度，能準確察覺新生血管病變及其演變過程，也能作為療效之評量（此檢測法較「艾姆斯勒方格」檢查更靈敏、精確）。

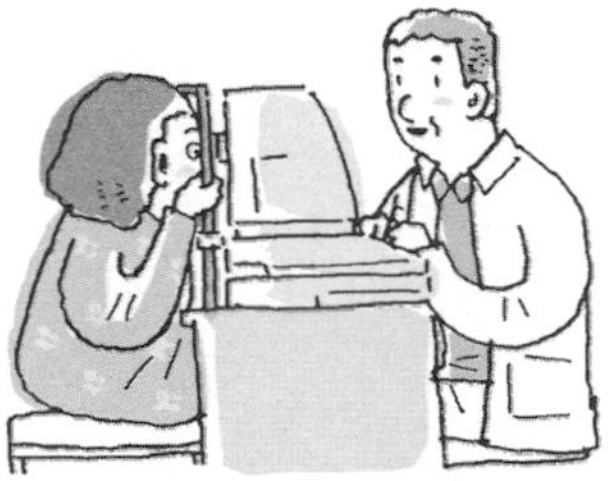

❸高度懷疑時常做3種進階檢測

當醫師進行黃斑部評估懷疑有眼底病變時，就會進行更仔細的眼底檢查，如：「散瞳眼底檢查」、「眼底螢光血管攝影」、「循血綠攝影等」。

A. 散瞳眼底檢查

所謂的散瞳就是「散大瞳孔」，也就是利用散瞳藥水使瞳孔放大，防止檢查時瞳孔縮小，醫師就可以對眼底進行詳實的檢查。一般來說，散瞳眼底檢查程序為：

驗視力↓量眼壓↓裂隙燈檢查↓點散瞳藥水↓閉目養神三十分鐘↓關燈進行檢查

散瞳眼底檢查是相當安全的，除了需等三十分鐘外，檢查數分鐘即可完成，不過在點散瞳藥前，必須量眼壓及做裂隙燈檢查，如此才能篩檢出有「前房狹窄閉鎖性青光眼」的患者，因為這類患者若貿然點藥水，瞳孔散大時可能會造成青光眼急性發作。

要特別注意的是，有眼壓高病史或青光眼家族者，應先向醫護人員說明，這時醫師可先做裂隙燈檢查以進行評估，再決定是否適合做散瞳檢查。

一般所點的散瞳藥水，藥效可達六至八小時，通常會有看近模糊及畏光的現象，因此散瞳檢查當天，不要自己開車到醫院，以免檢查完畢開車回家會有危險。另外，當天要參加考試、批改公文都不太合適，最好能適當休息。

B. 眼底螢光血管攝影（Fluorescence Angio-graphy，簡稱 FA）

眼底螢光血管攝影（或稱螢光血管攝影、眼底螢光攝影）是從病患手臂血管打入螢光顯影劑，經由眼底血管中的螢光劑顯影，就可看出眼底的病變。這種檢查對於眼底血管病變，如高血壓、糖尿病視網膜病變所造成的黃斑部水腫或黃斑部病變，有極高的診斷價值。

它除了可以知道是否有黃斑部病變外，還可進一步確定有無脈絡膜新生血管，藉此鑑別其為乾性或溼性；倘若有新生血管，也可用來確切定位脈絡膜新生血管的位置，提供醫師治療方式的參考。

眼底螢光血管攝影所注射的顯影劑約在一日內會由尿液中完全排掉，當天會覺得小便黃黃的，並不需要擔心。

特別提醒的是，懷孕授乳時一般並不進行眼底攝影，此外顯影劑的注射，偶爾會有顯影劑過敏現象，輕者皮膚潮紅發癢，甚至噁心嘔吐，嚴重時會有過敏休克反應，這是有過敏史的患者必須加以注意的。

C. 循血綠眼底攝影（Indocyanine Green，簡稱 ICG）

當黃斑部病變大量出血或視網膜積水，不能單獨由眼底螢光血管攝影找出脈絡膜新生血管時，就必須做循血綠眼底攝影。

循血綠眼底攝影（又稱循血綠攝影）的檢查方式與眼底螢光血管攝影類似，只是血管注射藥物改為循血綠；由於循血綠的波長較長，接近遠紅外光，能夠穿透色素性上皮脈絡膜，也較不會被血紅素所吸收，因此對於較視網膜深層的脈絡膜疾病，如老年性黃斑部病變合併脈絡膜新生血管，有較好的偵測結果。

循血綠攝影的過敏反應較螢光劑少，不過由於循血綠中含有碘，所以對碘有過敏反應病史的患者要很小心；此外，循血綠是藉由肝臟代謝，所以肝功能異常者亦要小心使用。

黃斑部病變患者，應善用「第三隻眼」面對生活挑戰

萬一已經罹患黃斑部病變，雖然視力會隨著疾病逐漸變壞，但也毋須太過悲觀（當然也不可過度樂觀、輕忽其危險性）。因為所有診斷出黃斑部病變的人當中，只有一〇％會長出脈絡膜新生血管，演變成嚴重的溼性黃斑部病變患者，而大多數人都是視力逐漸退化的乾性黃斑部病變，所以罹患黃斑部病變，並不等於一定會失明；換句話說，多數人的確會逐漸而且緩慢的視力退化，但大多能保持自我生活的能力，並不會完全看不見。

此外，當眼力越來越差時，除了自己的眼睛之外，也需要「第三隻眼」來幫助和彌補較差的視力。通常第三隻眼包括一副好的眼鏡、望遠鏡、放大鏡和一支小手電筒，這些都是視力不佳的人必備的「眼」。

這些「第三隻眼」該怎麼用呢？

基本上，望遠鏡用來看遠處，放大鏡用來看書報雜誌，隨手拿得到的小手電筒用來避免暗中摸索，這些應該不用我再詳加解釋，只有「好眼鏡」需要稍作說明。

對黃斑部病變的患者來說，眼鏡雖不能改

善因黃斑部病變而喪失的視力，但還是應該配副正確度數的眼鏡，來矯正原本的視力問題。配鏡時，別忘了鏡片上一定要塗上過濾紫外線的保護膜，減少紫外線對眼睛造成傷害，增加外界事物的對比色，並幫助病人適應從光亮到較暗的環境。

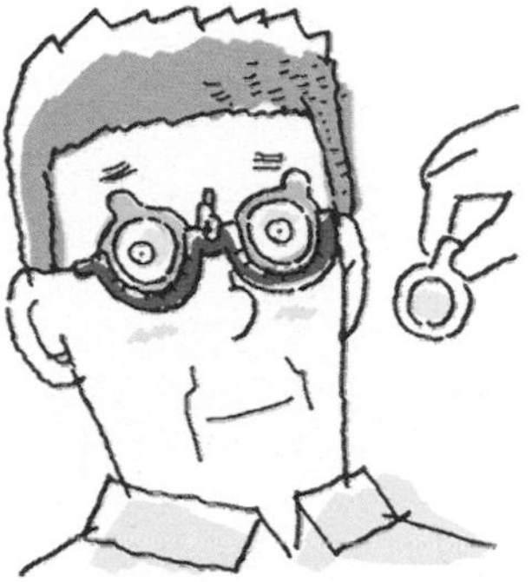

▲黃斑部病變患者需配一副正確度數的好眼鏡。

要注意的是，室內不需要配有色的眼鏡鏡片或是戴顏色極深的太陽眼鏡，因為鏡片顏色太暗，反而會影響了視力。

另外，「低視能」眼鏡，及「微視野黃斑部復健」都是現今穩定低視力患者可進行的視力改善方式。

雖然目前黃班部病變的治療效果並不令人滿意，但由於黃斑部病變在西方國家已是很嚴重的問題，因此國外藥廠和研究單位都已全力投入研發新藥中。隨著新的治療方式發明，黃斑部病變的理想治療已朝著「視力進步、費用低廉、治療次數減少」的方向前進，因此患者著實不必太過悲觀，只要配合醫囑，一定可以獲得最佳的治療效果。

★誰要小心「黃斑部病變」與「黃斑部的病變」？

- 有黃斑部病變家族史
- 慢性疾病患者（如糖尿病、高血壓）
- 高度近視
- 老年人（特別是女性）
- 長期使用類固醇者
- 用眼過度、光線高依賴者

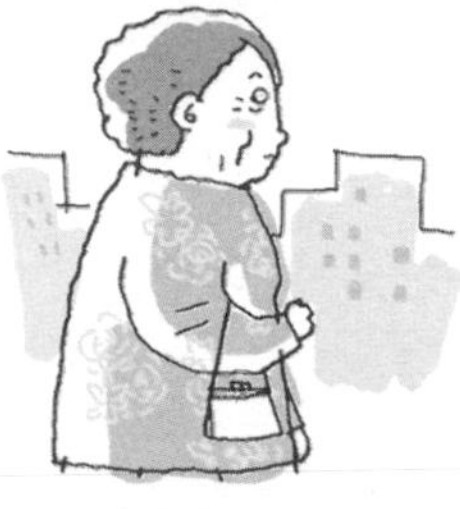

老年婦女

★紅色警戒！「黃斑部病變」與「黃斑部的病變」時要小心……

不可逆的視力損害、失明。

★「黃斑部病變」與「黃斑部的病變」者的日常照護重點

- 平時經常自我檢查
- 半年就醫追蹤檢查
- 加強補充葉黃素、DHA 與抗氧化食物
- 避免高油、高糖、高脂肪飲食
- 善用「轉頭、點亮、變大」技巧提升生活品質

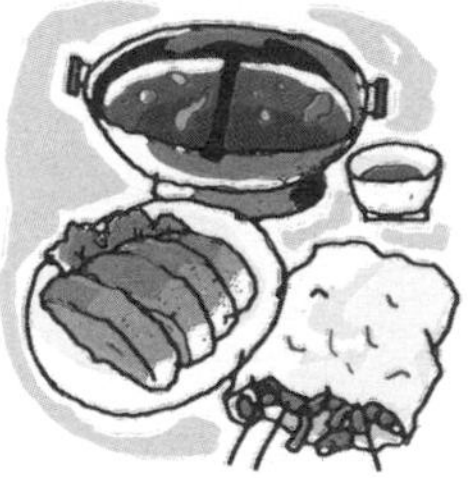

避免高油、高脂肪飲食

★一有這些狀況，請立刻就醫！

發現有單眼視物扭曲變形，視野出現中央暗影甚至中央視力模糊等現象，就表示已經出現病變，請速就醫。因為黃斑部病變常是兩眼都受到侵犯，一眼發作後，另一眼發生相同病變的機會也比一般人大很多，所以一定要積極治療。

6 糖眼病（糖尿病眼部病變）

在台灣，糖尿病不僅年年位居十大死因前幾名，人數更是不斷攀升。國內二十歲以上成年人，有一百五十萬名糖尿病患，盛行率約占八%，且隨著飲食生活型態改變，越來越多第二型（非胰島素依賴型）糖尿病的案例，發生於成人及青少年，年輕化已成為不可忽視的趨勢。

台灣中老年人失明主因——糖尿病眼部病變

隨著國人保健觀念的提升，大家都知道糖尿病要去看內科醫師，患者也知道要定期回內科追蹤血糖，但卻容易忽略身體其他部位的狀況，特別是眼睛。事實上，糖尿病對人體最嚴重的影響在眼睛，統計也證實，糖尿病所引起的眼部病變，是台灣中老年人失明最主要的原因，所以我認為，糖尿病或許應該改名為「糖眼病」，因為第一個受害的常常就是眼睛。

糖尿病對眼睛會造成那些影響呢？一般人最常聽到的應該是「糖尿病視網膜病變」，但糖尿病對眼睛的影響可不只視網膜，幾乎眼睛的每一個部分都會受到糖尿病的「波及」，可能引發的病變包含：結膜炎、角膜炎、角膜潰瘍、提早老花、青光眼、白內障、虹彩炎、玻璃體出血、視網膜病變、黃斑部水腫、視神經水腫、眼部肌肉麻痺等等，可說族繁不及備載。

令人擔憂的是，國內估計約有一〇％的糖尿病人口，卻有一半的人不知道自己有糖尿病，其中約三成是因為已出現眼睛病變出血，來眼科檢查才發現自己罹患糖尿病，不僅失去了糖尿病的治療先機，對視力也已經造成嚴重損害。因此留意血糖狀況，預防並及早發現糖尿病，可說是避免糖尿病眼部病變的首要關鍵。

糖尿病患者一定要有的3個防盲觀念

❶萬一罹患糖尿病，務必同步進行眼部檢查

萬一已經罹患糖尿病，追蹤血糖控制病情的同時，請務必同步檢查眼睛狀況。有些患者以為「糖尿病既然是慢性病，它對眼睛的影響也應該是慢慢進行」，或是「血糖如果控制良好，就不會有糖尿病眼睛病變的危險」。

其實不然，一旦確認糖尿病後，就應該要立刻做糖尿病眼部檢查，因為有時病狀的改變會急速進行，例如視網膜病變有時很快就會出現玻璃體出血情形，導致一夜之間，視力就從一・〇退至〇・一，或是產生新生血管，眼壓突然急遽升高。

❷年齡和病史越長，對眼睛傷害越大

此外，良好的血糖控制對整體糖尿病的病情穩定非常重要，但卻不能預防糖尿病眼底病變的產生。年齡與血糖的病史，是糖尿病是否造成眼底病變的最主要因素，年紀越老，糖尿病病史越長，最終形成糖尿病眼底病變就越不可避免。

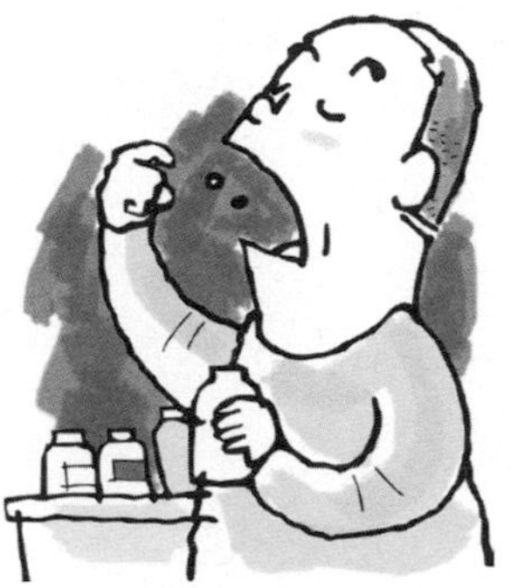

▲控制血糖也要定期做眼部檢查，才是預防糖眼病的不二法門。

根據統計，第二型糖尿病病史十年以上，至少三分之一病患或多或少會形成眼底病變，因此即使血糖控制良好，仍建議定期進行眼部檢查，才能及早發現眼睛的症狀，並及時加以治療。

❸調降血糖的速度不能太快

特別要提醒糖尿病患者注意的是，一旦出現糖尿病眼底病變，又遇到血糖飆高時，調降血糖的速度不可太快。因為眼底是人體血流最快速的地方，對氧氣的需求極其敏感，若血糖快速降低，將容易造成眼底缺氧，使已有眼底病變的患者病情惡化，這與高血壓的患者急速降血壓時，病患會出現頭暈、眼睛黑矇的道理相同。

臨床上，便常見到患者因血糖快速降低而

出現黃斑部水腫，甚至視網膜新生血管、玻璃體出血而視力受損等情況。因此，最好採取緩降為原則，一個月降三〇至四〇 mg／dL，（即 HbA1C 降一至一‧五）可使眼睛的血管有較充分時間來適應，以免因快速缺氧，眼底無法應付視力所需，而造成眼底出血或黃斑部水腫，反而得不償失。

一旦罹患糖尿病，請小心3大「盲目」殺手

糖尿病所引發的眼部病變很多，治療方式會因症而異，其中最容易造成失明的情況分別是：

❶白內障

糖尿病患者罹患白內障的機率為正常人的二至四倍，若患者年齡小於四十歲，機率甚至高達二十倍，其特性就是進行很快，而且兩眼同時進行，因此常被視為病患視力下降的最大原因。

一旦併發白內障，處理方式和一般白內障不同，需依據視網膜病變的病程而決定，如果糖尿病眼底病變嚴重，需先做眼底雷射治療後才進行白內障手術，但如果白內障太嚴重，雷射吸收效果也不好，這時就要先開白內障。

❷青光眼

糖尿病病患罹患眼壓高青光眼的機會是正常人的二到四倍，尤其在眼底病變末期，視神經對眼壓的忍受力下降，這時對正常人正常的眼壓，對糖尿病患者也會造成視神經的傷害。

所以糖尿病患者要定期請眼科醫師檢查，測量眼壓及做視野檢查；一旦併發青光眼，通常仍會先以眼藥水控制，但若形成新生血管性青光眼時，便需進行睫狀肌冷凍或雷射治療，方法是利用致冷物質（冷凍劑）產生的低溫或雷射破壞睫狀體，減少睫狀體分泌房水的功能，以達到降低眼壓的效果。

❸眼底病變

糖尿病視網膜病變屬眼底病變，是糖尿病視力受損最嚴重的原因，常見有視網膜出血、玻璃體出血、黃斑部水腫等狀況。

目前糖尿病眼底病變的治療方式，已有雷射和眼內注射抗血管內皮細胞增長因子（Anti-VEGF）等。

前者是迅速造成脈絡膜視網膜的融合粘黏，進而形成組織的凝固，對於視網膜會造成堅強的固著作用，阻止進一步出血或剝離，但若病情嚴重，已有玻璃體出血或黃斑部水腫，雷射就無法進行；那就要「眼內藥物注射」將抗血管生長因子直接注射到眼球玻璃體內，使脈絡膜新生血管萎縮，達到治療目的，為求治療穩定，往往需要定期注射，現在眼內藥物注射若合乎條件，可由醫院醫師作健保申請，大大降低了民眾醫療負擔。

★誰要小心「糖眼病」？

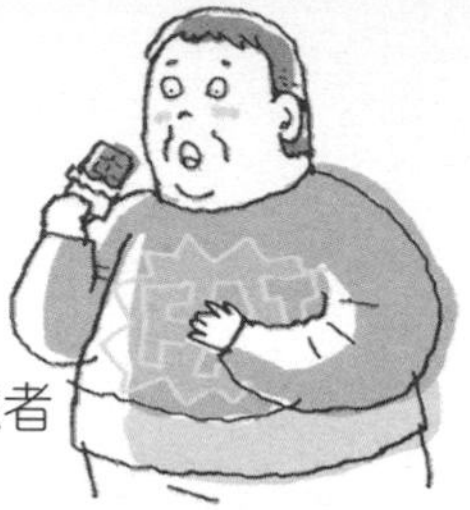

糖尿病患者

★紅色警戒！「糖眼病」時要小心……

結膜炎、角膜炎、角膜潰瘍、提早老花，以及青光眼、白內障、虹彩炎、玻璃體出血、視網膜病變、黃斑部水腫、視神經水腫等嚴重眼部疾患，並且容易導致失明。

★「糖眼病」者的日常照護重點

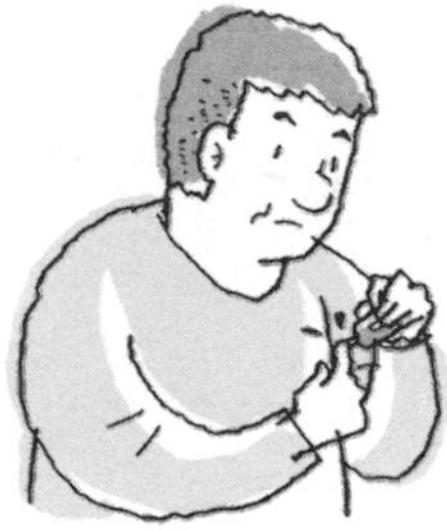

控制血糖

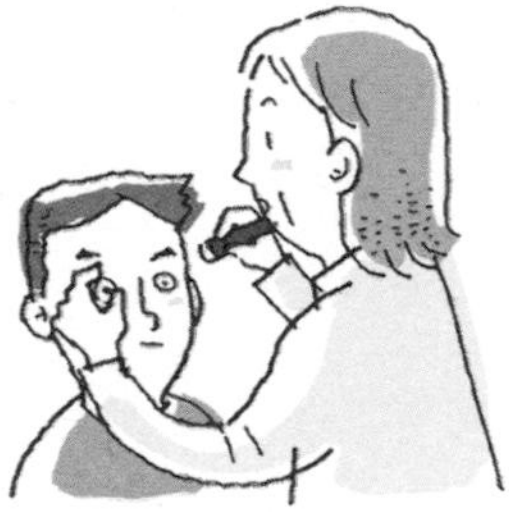

定期進行眼部檢查

★一有這些狀況，請立刻就醫！

有白內障、青光眼、黃斑部病變的可能症狀，就必須立刻就醫。

SWEET 5 步驟，輕輕鬆鬆護眼睛

俗話說：「肝若不好，人生是黑白的。」可是，如果失去了視力，那恐怕連「黑白」都沒有了。眼睛是我們看世界的重要器官，得用上一輩子，因此護眼功夫馬虎不得。

還好，護眼一點都不麻煩，只要掌握本章「SWEET」5步驟，相信你就能擁有一雙好眼睛。

1 第一步 Stop 戒除5大傷眼壞習慣

想要視力長長久久，最重要的第一步就是先停止傷害它。以下是國人最常見的五個壞習慣，每一項都足以毀掉你的眼睛，一定要立刻戒除。

Stop 1 長時間盯著3C螢幕

★NG原因：

現代人已經習慣用電腦工作或是寫作業，再加上生活中無所不在的平板、手機，一有空就會「滑」個不停。要知道3C（如手機Phone、平板Pad、電腦PC）用品的螢幕，都會發出「波長短、能量強」的藍光，長時間注視不但會造成眼睛睫狀肌過勞，還會對眼睛造成慢性刺激，無論角膜、水晶體及黃斑部都會受到傷害！

★你應該要：

要每30分鐘就讓眼睛「下課」休息

設定鬧鐘，養成讓眼睛「下課」休息的習慣。若是使用桌上型電腦或筆電，至少每三十分鐘就休息十分鐘閉目養神。此外，電子螢幕越小，必須拿得離眼睛越近，眼睛承受的藍光傷害也就越強，因此若用平板電腦，應每二十分鐘就休息，如用智慧型手機，最好不要超過十五分鐘，尤其避免用手機來看影片、打電動，並配戴濾藍光眼鏡，阻隔藍光對黃斑部的傷害。

Stop ② 在沒有燈光的環境下玩手機

★NG原因：

有些人習慣在睡前滑一下手機或平板，尤其是學生，為了怕父母叨唸，總在關燈後才偷偷滑手機，有些甚至躲在被子裡滑，殊不知這一滑，往往會滑出大問題！

因為手機螢幕在黑暗中特別明亮，亮度估計至少增加五〇%，對眼睛瞳孔的刺激等同用手電筒直射眼睛，再加上黑暗中眼睛瞳孔會放大，等於「門戶大開」，電子螢幕藍光會長驅直入。手機強光直射眼睛三十分鐘以上，就會導致眼睛受傷，初期會引發乾眼症，嚴重則讓白內障提早報到，甚至是不可逆的黃斑部病變，導致視力喪失。

我曾在一個星期內接到數名因熄燈後玩手機，導致黃斑部病變的求診者，可見摸黑玩手機，危害超乎你的想像。

★你應該要：

避免在黑暗中閱讀，尤其是電子螢幕

黑暗中看任何螢幕，包括手機、電子書、電視及電腦，對眼睛都有極大傷害！如果你已經習慣使用手機當鬧鐘，不可避免地睡前須使用手機設定的話，那麼就開燈設定。當然，即使開了燈，也不表示就可以躺在床上看螢幕，因為姿勢會跑掉，使螢幕和眼睛的距離更近，傷害同樣不小。

Stop 3 在晃動的捷運或公車上閱讀

★NG原因：

在晃動的交通工具上，睫狀肌為了看清楚手機螢幕、平板電腦或書裡的內容，必須不斷用力對焦，因而加重眼睛負擔，使眼睛容易疲累，有些人甚至會有頭暈噁心現象。此外，眼睛也容易耗損、加速老化。

同理類推，邊看電視邊轉台也會加重眼睛的負擔。因為螢幕轉台時產生色彩及影像重組，包括畫面中的主角、構圖等都需要眼睛重新對焦，太過頻繁地轉台，眼睛不斷換焦，與在公車等晃動空間閱讀是一樣的原理，容易造成眼睛疲勞。

★你應該要：

閉目養神最好

搭車時若覺得無聊，那麼就閉目養神、讓眼睛休息一下吧！如果有緊急情況非用眼不可，請將螢幕字體放大，注意時間不要超過三十分鐘，並且在車子啟動或煞停、晃動最大時，應閉目休息。

Stop 4 揉眼睛

★NG原因：

每到季節交替或氣候較乾燥時，結膜下出血的患者就會增加兩到三成，有不少因眼睛搔癢而用力搓揉，結果導致眼白整個變得血紅的個案。眼睛不舒服時，很多人習慣用手揉一揉，但根據美國研究發現，一雙未洗的手可能藏有幾十萬個細菌，從而引起各種眼病，尤其是紅眼病、沙眼等。如果這時候眼睛中有異物，還會加劇異物對眼球的磨損。

★你應該要：

閉起眼睛，讓淚液自行沖刷髒污

眼睛感覺不適的時候，第一時間最好閉起來，讓淚液將髒東西沖刷掉，如果不舒服的感覺持續，可點用人工淚液並建議至眼科讓醫師做進一步的檢查。此外，若揉眼導致結膜下出血，雖說結膜下出血不會影響視力，但因結膜下出血也可能是結膜炎等眼疾引起，建議先就醫檢查。

Stop 5 戴隱形眼鏡睡覺

★NG原因：

很多人為了方便或愛美，習慣配戴隱形眼鏡，但是使用時間卻超過八小時，不但容易造成眼睛乾澀、不適，還可能導致發炎、角膜潰瘍甚至眼球血管增生等損傷。過去曾有新聞報導，一名二十多歲女大學生長達半年連續戴著隱形眼鏡，完全沒摘下清洗，結果角膜遭阿米巴原蟲啃食，嚴重潰瘍、已被蟲吃掉一半厚度，雖然這是屬於極端案例，但也提醒我們必須注意配戴時間的長度。

★你應該要：

配戴隱形眼鏡，每天不可超過8小時

很多人都以為眼科醫師反對民眾使用隱形眼鏡，其實不然，重點是必須正確使用，所以不僅不該戴著睡覺，而且最好不要超過八小時（詳見第七章）。

2 第二步 Wrong 破除護眼3大迷思

戒除足以毀掉眼睛的五種壞習慣後，還得先破除打著「護眼」名號，但卻是對眼睛有害的迷思，否則反而會傷害靈魂之窗。

迷思❶ 「眼球操」活化眼睛、回復視力

近年來相當流行的「眼球操」，宣稱只要把眼睛轉動幾下，看遠又看近，就能活化眼睛甚至讓視力恢復一・〇，真有這麼神奇嗎？

二〇〇五年眼科權威期刊《小兒眼科及斜視雜誌》就有一項系統性回顧眼球運動的研究，研究人員針對多個宣稱可改善近視、弱視等的眼球運動進行分析，結果發現並沒有什麼效果。

身為眼科醫師，我認為有些作法甚至大錯特錯，例如直視太陽、在暗室中用手電筒照眼或快速轉動眼球等，都可能傷害眼睛，不可小覷。

迷思❷ 眼部按摩幫眼睛「紓壓」

現代人用眼過度，為了緩解眼睛疲勞，護眼祕方、商品紛紛出籠，而「眼部按摩」相信很多人都做過。但這個方法不僅效果有限，

還可能有極大風險。臨床上，因眼睛疲勞而按摩，結果造成視網膜剝離、水晶體受損（白內障）的狀況不勝枚舉。

你可能會說：「按摩後眼睛確實舒服不少」或「我是按中醫師建議的穴道，怎麼可能有問題？」我並不否定中醫的穴道理論，真要按摩也不是不可以，重點是要注意按摩的位置及力道。

記住：只能按摩眼睛的周邊，輕輕按壓就可以了，眼球是脆弱的，千萬別拿眼珠子開玩笑。

有些患者會拿肩頸電動按摩棒按摩眼眶四周，不小心按壓眼球的結果，導致水晶體蛋白質變性，引發白內障，非但沒有舒緩疲勞，反而傷了自己的眼睛。

近年來流行的「眼罩型眼睛按摩器」，雖是針對眼部設計的按摩器，但仍然得小心使用。

首先是選購時要注意「按摩探頭的分布」，建議選擇按摩探頭分布在眼眶四周的產品，不可直接接觸到眼球，按摩的頻率與力道也不可過大。

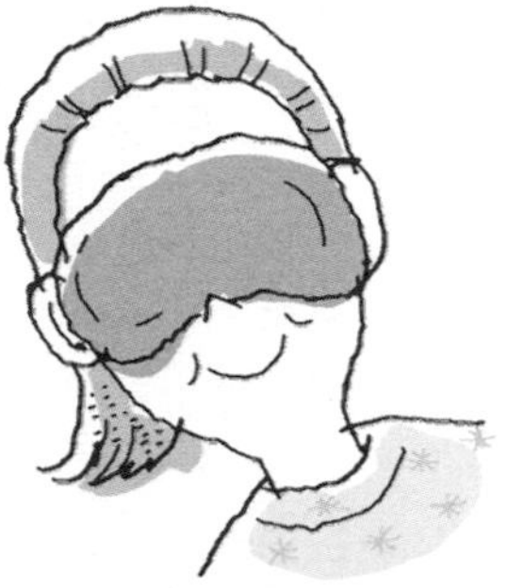

▲使用「眼罩型眼睛按摩器」要避免直接按壓眼球。

遠近調節練習

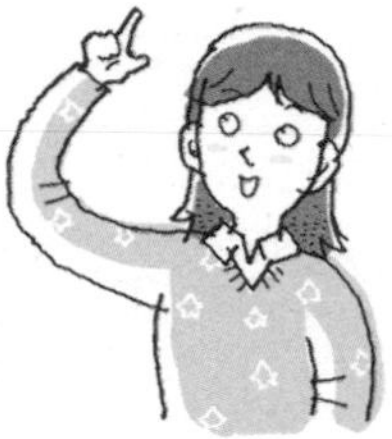

訴求功效

眼睛盯著手指或字卡，隨著手臂來回伸縮，讓睫狀肌一下看遠一下看近，一天數次，可改善近視或老花眼。

實際真相

老花是自然老化現象→無法逆轉

遠近調節練習最多可稍微幫助睫狀肌放鬆，但無法讓已經彈性疲乏的睫狀肌、水晶體恢復原本的調節力，達到改善近視或老花眼的效果。

我認為，現代人普遍用眼過度，睫狀肌已經過勞，因此無論是轉動眼球還是遠近調節，對過勞的睫狀肌來說只是徒增負擔，還不如讓眼睛多休息。

面對太陽練習

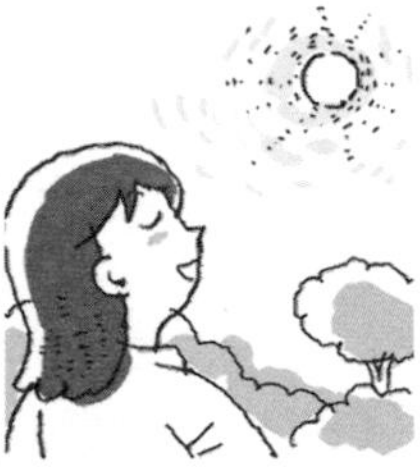

訴求功效

面對太陽，閉上眼睛 30 秒、再用手摀住 30 秒，或改換手電筒照射眼部，可以提高夜間視力品質。

實際真相

無助夜間視力→當心灼傷眼睛

夜間視力和視網膜桿狀細胞的多寡有關，無法透過看太陽或用手電筒照射提高，反而要小心光線灼傷眼睛，誘發隅角閉鎖性青光眼，嚴重時甚至可能失明。

「視力回復」？
4種常見「眼球操」真相大解密

針孔眼罩

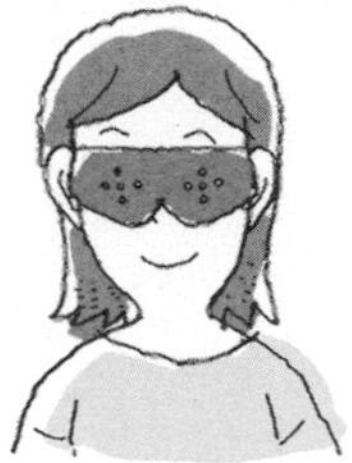

訴求功效

只要經常戴著針孔眼罩或眼鏡看物品，就能改善對焦，甚至可以直接刺激視網膜和大腦，有助於近視者的視力恢復。

實際真相

針孔不能改善對焦→雷射或眼鏡才能矯正

利用針孔眼罩看東西，確實可以幫助看清物體，但這僅是短暫物理現象「針孔效應」所導致，並無法幫助近視和老花的視力恢復。

況且，每個人的臉形不同、瞳孔焦距不同，並不適合「罩」單全收。

轉眼球運動

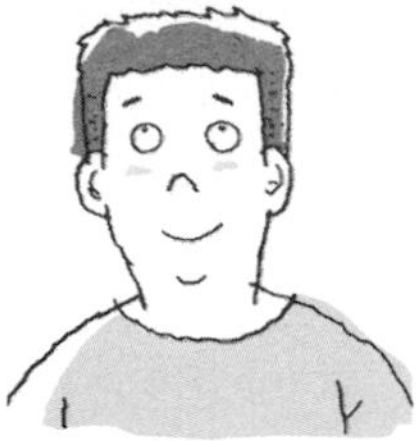

訴求功效

每天讓眼球上下左右轉動幾分鐘，就能矯正近視、散光，並且增加眼部血液供應，改善白內障和青光眼。

實際真相

無法矯正視力→高度近視「快轉」小心視網膜剝離

有些眼球操的動作確實可以放鬆睫狀肌，消除眼睛疲勞，但並無法使已經拉長的眼軸長度變短，也不可能改變水晶體的狀況，所以不能矯正近視、散光，當然也不可能改善白內障與青光眼。

此外，高度近視的人若是快速轉動眼球，還有視網膜剝離的風險，務必小心。

另外，也不建議每天使用，約兩天使用一次，每次以三十分鐘為限，以免眼球過度震盪。使用時若出現眼睛疼痛，或使用後眼前出現閃光，則應儘速就醫。

要特別注意的是，視網膜剝離、高度近視、青光眼的患者，使用眼部按摩器前應先諮詢醫師，且進行任何眼科手術前一個月不可使用，術後則需經過醫師許可使用。

迷思❸ 儘量減少戴眼鏡的時間，才能避免度數加深

有些人認為能不戴眼鏡就最好別戴眼鏡，擔心「一戴就拿不下來」，或是「眼睛會依賴眼鏡看東西，以後度數會加深」，所以走路、寫作業、看書、看電腦時不戴，上課、開會、開車等必要時才戴。

戴眼鏡會使眼睛越來越差嗎？其實經過眼科醫師驗光、度數合宜的鏡片或隱形眼鏡，才能避免度數持續加深，反而是瞇著眼看書、看螢幕，更容易造成眼睛疲勞，使近視度數節節升高。當然也有許多人質疑：「我幾乎都戴著眼鏡，但度數確實不斷加深啊？」如果有這種情形，那可能的原因是：

❶小兒身體發育，度數自然增加。

❷配戴沒有經過專業驗光、度數不適合的鏡片。

❸用眼習慣不良，如長時間盯著螢幕。

所以若發現近視度數與日俱增，請依序檢視上述狀況，找出真正癥結，別再錯怪眼鏡啦！

3

第三步 Execute 一生受用的6大護眼習慣

其實要保護眼睛，不必學什麼眼球操，也不必幫它按摩紓壓，只要從基本做起，建立良好用眼習慣，讓眼睛獲得應有的休息與營養。

Execute 1 用眼30分鐘，休息10分鐘

雖然一天到晚呼籲大家注意３Ｃ藍光對眼睛的傷害，但其實藍光原就存在自然光源中，並非不好的光，而且透過藍光，雙眼所見的世界變得更明亮、鮮艷，人的心情也會因此變得愉悅。藍光之所以成為台灣人（甚至所有現代人）的視力殺手，關鍵在於我們的使用方式，一是「使用時距離過近」，導致螢幕藍光直射眼睛，二是「使用時數過長」，造成眼睛慢性傷害。

更直接地說，３Ｃ藍光對眼睛的傷害，並不是一照就出問題，而是積累效應，時間太久才會出現傷害，只要不過度使用、距離不要太近，眼睛還是可與藍光和平相處。因此我常提醒一坐在電腦桌就幾個小時不起來的人，該設個鬧鐘，提醒自己讓眼睛「下課」，每三十分鐘就閉上眼睛休息十分鐘，或至少讓視線暫時離開電腦。

舉例來說，我會在離辦公桌（或書桌）一小段距離、視線可及的地方放一個自己覺得「賞心悅目」的東西，例如家裡小寶貝的照片、藝術裝飾品或綠色植物盆栽等，工作一段時間，就讓自己的視線轉移，使眼睛稍作休息。

Execute 2 假日多安排戶外活動

近幾十年已有許多研究發現，近視與孩提時代戶外活動過少有很大的關係。

研究團隊發現，花更多時間待在戶外的孩子，與經常閉門不出的孩子相比，更不容易罹患近視[3]，特別是十歲以前的兒童，無論是放鬆休閒還是體育運動，只要花大量時間在戶外，就較不容易近視，但室內運動則無法出現同樣的效果[4]。

台灣國民健康署也曾在北、中、南、東四區進行視力防治研究計畫，結果發現，每週戶外活動至少十一小時，可以減少五五％發生近視機率；對已經近視者，則一年可減少近視度數增加約十二度。

因此，為了不讓國內兒童及青少年近視人口逐年攀升，國民健康署早已提出呼籲，想要有好視力，除了「不要長時間近距離用眼」外，同時更需要「多做戶外活動」。特別是假日或寒暑假期間，每天最好安排兩到三小時以上的戶外活動，像是放風箏、打球，多看遠處等，就可以預防近視。

為什麼戶外活動可預防近視發生、延緩度數加深呢？雖然科學家還沒弄清楚具體原因，不過目前普遍認為，戶外活動對眼睛有兩大益處：

❶陽光會增加視網膜多巴胺分泌的量，進而抑制眼軸伸長。

❷戶外寬廣的視野，可減少眼睛肌肉緊張，延緩眼球增長。

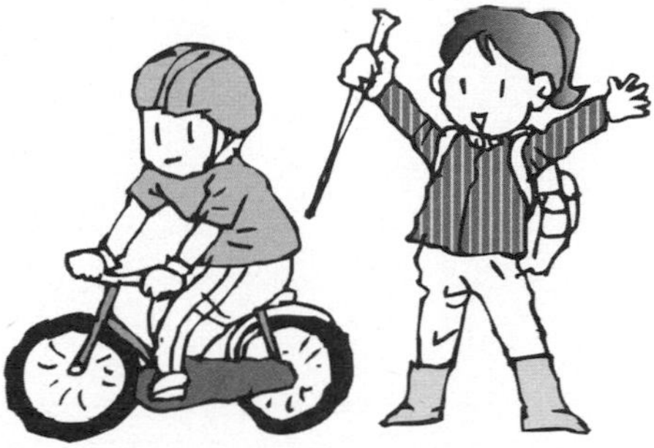

▲常到戶外運動，讓眼睛看遠，可以讓睫狀肌獲得放鬆，有助預防近視。

由此可見，不只兒童及青少年多安排戶外活動有益視力保健，成年人甚至中老年人也一樣；即使無法每天安排兩到三小時的戶外活動，那麼至少假日別再繼續當「宅男宅女」，多到戶外去走走吧！

Execute 3 眼睛也要防曬

皮膚曝曬陽光容易老化、長斑，所以要防曬；眼睛也容易受到光線（可見光中的藍光與不可見光中紫外線）的氧化傷害，當然也要防曬！

不過，皮膚防曬可以塗抹防曬乳，但是眼

3.《眼科研究和視力學》（Investigative Ophthalmology & Visual Science）

4.《眼科學》（Ophthalmology）

睛呢？其實眼睛本身就有專司防曬的組織，那就是「黃斑部」；只是黃斑部中所含的保護成分（如葉黃素），會隨著年齡、藍光傷害、懷孕、抽菸等等情況流失，因此要定時透過飲食幫它「補貨」（詳見第六章）。當然，在光線特別強的時候：例如海邊、雪地，以及平常中午時分（早上十點到下午三點）紫外線較強，或是工作需求必須整天對著電腦螢幕，這時光靠黃斑部的保護恐怕不夠，還需要搭配太陽眼鏡或抗藍光眼鏡才行（詳見第七章）。

Execute 4 預防三高（血糖、血壓與血脂）

先前我們提到，眼睛不只屬腦神經系統，也屬於心血管系統，所以心血管系統一旦出問題，眼睛也會連帶遭殃；例如血糖、血壓與血脂不僅影響心血管，還會造成脈絡膜血管壁功能減損，而脈絡膜是眼睛的冷卻包膜，這個眼內血管層血流快速，會帶走眼底照光升高的熱量（這就是為什麼手機用久會發燙，但是眼睛卻不會過熱的原因）。

如果身體的三高（高血壓、高血脂、高血糖）控制不良，會造成眼部血液速度變慢，減低我們運輸光線造成的熱量及自由基的消除，黃斑部照光後也不易維持恆溫，容易引發黃斑部相關病變，所以三高的控制非常重要。

Execute 5 戒菸酒

別以為戒菸戒酒只是老生常談，菸酒對眼睛的影響可是有研究根據的。事實上，抽菸是除了年齡外，造成黃斑部病變的最主要危險因子。因為香菸中的尼古丁是血管收縮因子，會直接影響眼睛的脈絡膜血流速度；尼古丁也會減少感光細胞排除廢物的能力，並降低視網膜色素上皮葉黃素的濃度，進而造成視網膜的氧化傷害。

研究已經證實，抽菸的人比不抽菸者得到黃斑部病變的機會大了兩到三倍，而且菸抽越多、越容易罹患眼睛疾病。

酒也一樣。很多研究報告都發現，飲酒過量與黃斑部病變有一定關係，因為酒精會增加氧化壓力，且會減低血中維他命E、鋅、胡蘿蔔素的濃度，造成營養失調。所以為了自己的眼睛、心臟、肺臟等各種器官的健康，請戒菸酒吧！

Execute 6 充足有質量的睡眠

門診時常有患者問我：「一整天看電腦，到傍晚就會頭痛，這到底是眼睛的問題還是頭的問題？」答案是：「兩者都有。」因為眼睛是大腦的延伸，用眼過度除了會造成雙眼痠、腫、麻、痛，連頭部也會跟著脹痛，所以讓大腦和眼睛同時放鬆，眼睛才能獲得真正的休息。

換句話說，充足而有質量的睡眠，對眼睛保健相當重要，睡不足或睡不好，不僅會讓眼睛疲勞，還會加速眼睛的老化。

4 第四步 Encircle 掌握3重點，輕鬆打造護眼環境

辦公桌與書桌是我們「長時間、近距離」用眼最久的地方，環境的布置與眼睛的健康息息相關。該如何布置閱讀環境，才能讓眼睛負擔最小呢？只要掌握以下三重點就能辦到：

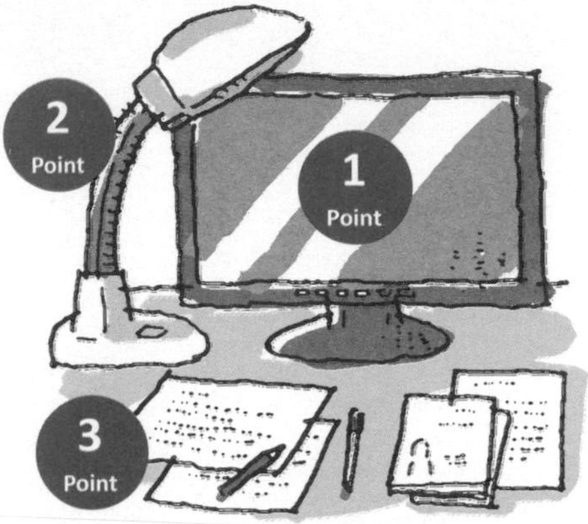

▲同一光源，不同位置的照度不同，一般來說，當光源的距離增加為原來的2倍時，照度減為原來的4分之1。

Point ❶ 電腦對策

❶螢幕&字級要大

螢幕越小，眼睛會越吃力，最好可以使用十五吋以上的電腦螢幕。如果為了攜帶方便而使用螢幕比較小的手提電腦，請儘量縮短使用時間，同時記得把字級放大。

❷注意螢幕亮度

螢幕光源太亮時，不但刺眼而且容易使眼

睛不舒服，所以亮度不要調得太亮，與環境亮度差不多、舒適柔和為宜。

❸保持螢幕距離

眼睛和螢幕的距離，以螢幕對角線長度的三到五倍為宜，因此螢幕尺寸越大，距離要越遠，至少需要一個手臂伸直的距離（大約七十公分）。並提醒自己打電腦時背要向後靠，不要前傾貼向螢幕，變成「3C猿人」。

❹調整螢幕高度

電腦頂端高度最好比視線稍低一點，選一張可以調整高度的椅子，讓電腦螢幕中心在眼睛視線下方約二十度的地方。

Point ❷ 照明對策

❶照度要充足

燈光不是越亮越好，刺眼的光線會使眼睛不舒服、造成乾眼症，嚴重時還會造成眼睛對物品的辨識能力下降，甚至頭痛。

許多眼病都和不適當的光線有關，例如：當燈具亮度不夠時，老花症狀會加劇，影響視力清晰度。如果有白內障，光線太亮，反而會看不清楚。

所謂的「照度」是指「每單位面積所接受到的光」，簡單來說，就是「被照地方的明亮程度」，因此同一光源，不同位置的照度也不一樣。

當室內照度太低，容易導致眼睛疲勞、造成近視，照度太高，則會讓眼睛覺得明亮刺眼；居家一般性的照度可取在一百至三百勒克斯之間，桌面照度則需要約五百勒克斯，可利用檯燈等光源作局部性的加強照明，但不要單獨使用檯燈，否則容易造成眼睛疲勞。

此外，如果是使用電腦的話，因為螢幕會發亮，這時候檯燈的亮度可以調整減半。

❷防止眩光

「眩光」指光源對視覺所產生的干擾現象；當燈具產生眩光時，會讓眼睛的對比敏感度變差，並須靠眼睛肌肉調節，增加眼睛負擔，長期下來就會導致眼睛疲倦、視力減退。

「眩光」又可分為：「直接眩光」、「反射眩光」和「背景眩光」，其差異分別是：

◎直接眩光：直接射入眼睛的光線，產生原因通常是來自燈具擺位設計不良。

◎間接眩光：光源投射至物體後，反射至眼睛的刺眼光線，容易傷害視力，也最影響閱讀舒適性；間接眩光多來自閱讀物的紙張或膠面材質反光，如：書本、桌面、電腦螢幕等。

◎背景眩光：因主題較暗而背景太亮而產生，例如房間內部暗，窗戶太亮，就會產生背景眩光，可用窗簾加以改善。

因此總結來說，想避免眩光就要注意光源位置，應注意的事項有：

(1)**室內照明「間接」比「直接」好：**所謂「間接照明」，是以燈具光源向上打到天花板反射後再向下漫射，以達到柔和的照明效果。因為不會直接看到燈具和光源，所以稱為間接照明（左圖Ⓐ）；相對的，可直接看到光源（燈泡、燈管）的照明方式和燈具，就稱為直接照明（左圖Ⓑ）。假如必須使用「直接照明」，則要小心不要讓燈光投射角度太大（左圖Ⓑ），可調整位置或燈具加裝遮光板來改善（左圖Ⓒ）。

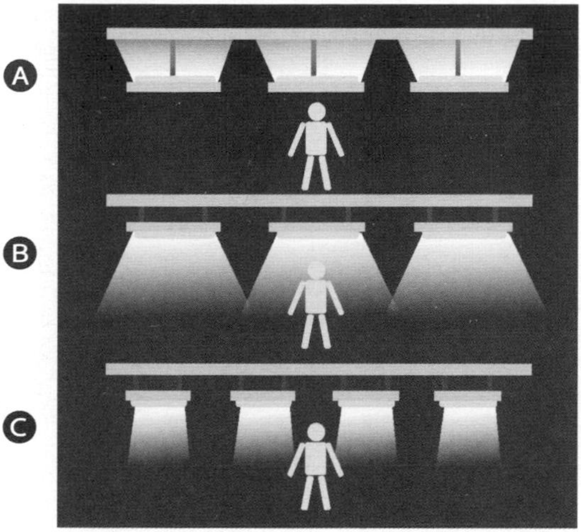

★小測試：坐在書桌前，用手遮住眼睛上方（望向遠方的姿勢），如果遮住比沒遮住來的舒服，就表示有直接眩光。

(2) **注意檯燈擺放方式：**檯燈應放置在慣用手的對側，例如右撇子將檯燈放在左前方，以避免寫字時出現暗影；此外還要注意檯燈的高度與燈罩的角度，光源應低於眼睛直視水平，以看不到燈管為主，並且置於螢幕前五到十公分的位置，才能避免眩光。

★小測試：在螢幕前放置鏡子，若從鏡子中看得到燈光或是其他光點，就需要調整螢幕與座位角度。

(3) **拆掉吊扇：**吊扇會讓光線產生閃爍，就算燈泡裝在吊扇下的款式、或是燈光離吊扇很遠的布置，多少還是會讓空間出現閃爍的情況。

Point ❸ 布置對策

❶桌面材質以深色、粗糙為宜

深色、粗糙材質的桌面，比較不容易出現眩光或反光。有些人習慣在桌上放置玻璃桌墊，反而容易出現間接眩光，長期下來對眼睛傷害不小。

❷注意「保溼」

專注盯著電腦螢幕或書籍文件，常使眨眼次數減少，如果又開冷氣，容易使眼睛更加乾澀。眼睛記得別對著出風口，並建議桌上隨時放一杯水，可以幫助調節周遭環境的溼度，當然最好儘可能有意識地多眨眼，保持眼部溼潤。

❸需要參考的文件「立」起來

必須一邊參考資料、一邊打電腦時，如果一下低頭看文件，一下又抬頭打電腦，眼睛頻繁變換焦距，會很容易疲勞。建議把要看的文件或書籍立起來，放在螢幕旁邊，差不多和螢幕同高，可減輕用眼負擔。

❹不要直接面對或背對窗戶

天然採光的顏色最自然漂亮，其實是最好的照明，但直接面對窗戶，桌面與室外照度最多可差十倍以上，眼睛會適應不良，而背對窗戶做事，桌面容易出現暗影，對比更強烈，對眼睛同樣傷害很大。建議最好讓陽光從側邊進來，這樣看窗外時就不會刺眼，但要注意螢幕位置，避免戶外光源照射造成反光。

5 第五步 Try
緩解眼睛疲勞的3撇步

在戒除傷眼習慣、破除愛眼迷思、養成護眼習慣、打造用眼環境後，萬一遇上考試、提案等偶發狀況，不小心「太操」時，該怎麼辦呢？坊間緩解眼睛疲勞的方式林林總總，但很多根本無效甚至可能有害，請大家千萬不要胡亂嘗試。身為眼科醫師，我認為眼睛疲勞時，真正有效的緩解方法只有以下三種：

撇步1 閉目養神

眼睛累的時候，很多人建議「看遠」來幫助睫狀肌放鬆，事實上「閉目養神」是最好的方法，看遠則較無意義。因為城市中本來就沒有遼闊視野，而且又有許多五花八門的事物，反而會看得更累，不如閉上眼睛，至少可讓電腦、電視等光線不再進入，達到「養神（黃斑部）」效果。

撇步2 早中晚熱敷5至10分鐘

熱敷可增加眼球四周血液循環，幫助眼睛放鬆休息，建議每天兩到三次，每次約五到十分鐘；但較不建議用溼毛巾熱敷，萬一結膜有傷口，反而容易導致感染。

市面上有許多乾式熱敷眼罩，有些甚至可定時、定溫，是較好的選擇；如果一定要使用溼毛巾，則務必注意衛生，毛巾應定期用開水煮過消毒，避免放在浴室裡，以避免細菌孳生。此外，如果眼睛出現浮腫、乾癢、疲勞等症狀，建議先冷敷緩解症狀後再熱敷，效果較好。

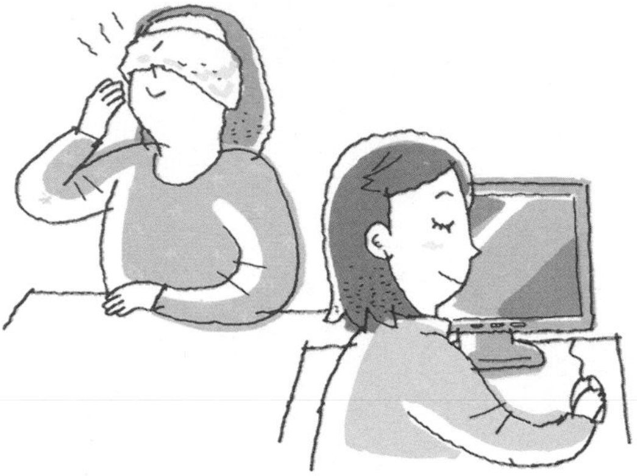

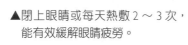

▲閉上眼睛或每天熱敷 2 ～ 3 次，能有效緩解眼睛疲勞。

撇步 3 適度使用人工淚液

上班族長時間待在冷氣房工作，一專注就常常忘記眨眼，容易導致淚液分泌減少，而使眼睛疲勞、乾澀，不僅容易刮傷眼球、傷害角膜，長期下來也容易引發乾眼症或過敏性結膜炎。

因此眼睛乾澀時，可適度使用人工淚液緩解不適，但一天不要點超過四至八次。此外，目前市面上也有販售人工淚液，雖可以自行購買使用，但有些人工淚液含有防腐劑，最好還是先由醫師診斷再予以補充。

吃對營養，眼力自然大躍進！

6

過去，很多人會讓小朋友吃魚肝油來「保護眼睛」，但魚肝油過量其實有中毒之虞；那麼，想要養好眼睛，到底該吃什麼呢？

要知道，眼睛其實是很「挑食」的，黃斑部更是人體中最挑食的器官，想要輕鬆吃出好眼力，就一定要認識眼睛最需要的營養，投其所好才行！

1 養眼第1步

補充天然蔬果和海魚

十年前病患來看眼科門診時，常會帶著一個大袋子，袋子裡裝滿各式各樣的眼鏡，看門診時會詢問許多眼鏡使用的問題。但最近數年，病患來看門診時，袋子裡裝的則是瓶瓶罐罐的維他命及營養保健品，最關心的問題變成了：「醫生，我該吃哪種『眼睛維他命』？」

「挑嘴」黃斑部，只吃黃斑色素與DHA

雖然現在已有越來越多證據顯示，良好的飲食對眼睛保健大有助益，對營養不均衡的現代人來說，的確也需要補充營養，不過營養品的補充只能算輔助，真正想要保護眼睛，應該把重點放在日常生活的飲食上。

什麼是最佳「護眼食物」呢？關鍵在了解眼睛需要什麼？愛「吃」什麼？我們已經知道，黃斑部所聚集的大量保護物質，會隨年齡漸老或眼球老化逐漸流失，而這些保護物質，就是眼睛需要補充的營養——黃斑色素（葉黃素、玉米黃素）與DHA。

黃斑色素和DHA是黃斑部用來抵抗光線傷害的重要成分，當然要加強攝取。在營養學中，黃斑色素是類胡蘿蔔素的一員，自然界中有六百種類胡蘿蔔素，可藉由食物攝取的有五十種，血液中發現的是十三種，但真正能進入黃斑部的只有葉黃素及玉米黃素兩種。而DHA則隸屬於Ω3不飽和脂肪酸家族，其他為我們熟知的ALA與EPA。麻煩的是，黃斑部很挑嘴，雖然類胡蘿蔔素和不飽和脂肪酸很多，但真正能進入眼底的只有黃斑色素與DHA。

要養眼？請多吃綠色蔬果和大型魚

因此，想要補充護眼的養分，就應該從植物（綠色蔬菜）攝取黃斑色素，從魚類身上攝取Ω3。

❶黃斑色素靠黃綠色植物製造

植物須吸收光線並經由光合作用來製造養分，但植物無法像動物可以自由移動來躲避過量的陽光，因此植物本身會產生大量的黃斑色素來抵抗光線的傷害，特別是黃綠色的蔬菜瓜果，含量最豐富。

❷海水魚類DHA含量最豐

Ω3不飽和脂肪酸包含植物性的亞麻仁油ALA，與動物性的DHA與EPA，對人體益處很多，不過ALA與EPA都不能進入黃斑部，因此真正有利眼睛的，就只有動物性的DHA，而所有動物中含DHA最多的，就是海水魚了。

養眼食材清單

補充黃斑色素，
請多吃……
①黃綠色的蔬菜瓜果

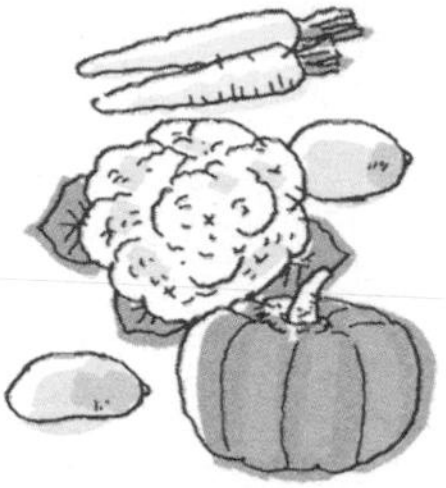

包含深綠、深黃或橘紅色蔬果，如菠菜、甘藍菜、綠花椰、甜菜、萵苣、芥菜、青江菜、番薯葉、空心菜、秋葵、胡蘿蔔、甜蕃薯、南瓜、木瓜、紅肉李、芒果、甜椒、玉米、枸杞等。

此外，葉黃素及玉米黃質素皆屬於脂溶性物質，也就是在有油脂的情況下，吸收效果會最好，所以無論烹煮或打成汁，都要「加油」後食用，吸收率會比生吃來得高。

補充 DHA，請多吃……
②海水魚

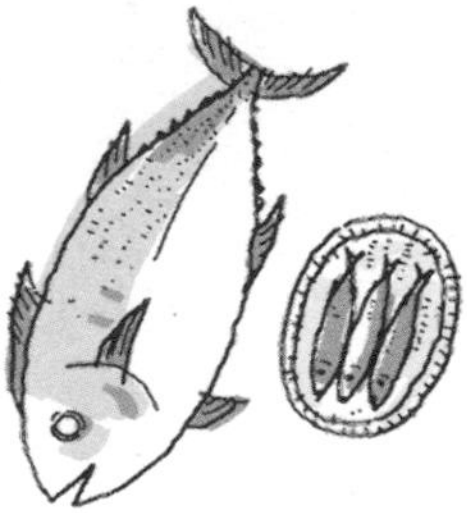

目前知道，DHA 含量最高的食物是鮪魚，每 100 公克中含 2877 毫克，其次是鯖魚 1781 毫克、秋刀魚 1398 毫克；要注意的是，因為 DHA 是脂肪的一種，所以在烹調時要注意方法，燒烤會使脂肪大量減少，蒸煮的方式耗損較少。

Q：吃「魚眼睛」可以補眼睛嗎？

A：有人說，吃魚眼睛對眼睛有好處，可以「吃眼睛、補眼睛」，事實上吃魚眼睛對眼睛並沒有幫助，因為魚眼睛只有蛋白質，並沒有其他對眼睛有益的成分，反而是魚眼眶旁、富含豐富 Ω3 的「油脂部分」，對眼睛較有幫助。

2 養眼第2步 補充葉黃素保健品

由於現代人過度使用3C產品，加上飲食不均衡，只靠天然食品補充黃斑色素和DHA可能不夠，因此適當用營養補充品幫黃斑部「補貨」，早已成為各國醫界認可的補強方式。

葉黃素及玉米黃素，可擋藍光、防氧化

黃斑色素是由葉黃素及玉米黃素所構成，由於光線要先通過黃斑色素才接觸到感光細胞，所以黃斑色素的存在，可以說是為了保護感光細胞。

目前許多研究已證實，黃斑色素對黃斑部可提供兩大保護：

❶抵擋高能量藍光

因為葉黃素和玉米黃素都是黃色的，可以有效吸收可見光中的藍光，如果黃斑部濃度夠，就能降低光氧化作用的傷害。

❷降低自由基傷害

黃斑色素也是有效的抗氧化劑，可以預防自由基所引起的氧化傷害。視網膜是黃斑部

產生最多自由基的區域之一，黃斑部有足夠的黃斑色素濃度，就可以將自由基的傷害降到最低。

由於人體無法自行製造黃斑色素，必須從飲食中吸收；許多研究報告已證實，食用含有高量黃斑色素的食物，可以增加血中黃斑色素的濃度，進而增加黃斑部黃斑色素的濃度。

以我自己為例，我每天早餐後都會吃葉黃素，同時也會建議我的患者吃，特別是黃斑部病變患者。因為服用含葉黃素或玉米黃素的營養補充品，不僅可維持黃斑部健康，抵抗病變的產生，而且對已出現黃斑部病變的患者，也有修復、增進視力的作用，無論預防、治療都有效。

葉黃素劑量高低不拘，重點是初期6個月必須每天吃

補充葉黃素要達到效果，就必須持之以恆。一旦開始攝取葉黃素，一、兩星期後血液中的葉黃素濃度就會明顯上升，只要每日定量服用，約兩至三個月後，即可達到血中穩定的高濃度，但是要持續三、四個月後，眼睛黃斑部部位的葉黃素濃度才會漸漸轉濃，因此初期六個月必須要每天吃。

和劑量高低相較，每天吃低劑量的葉黃素，會比久久才吃一顆高劑量的葉黃素有幫助，因為就算是天天只吃低劑量，六個月後血中葉黃素的濃度，仍可以達到穩定的高量。

每天定量補充六個月後，之後就算沒有每天吃也沒關係，只要常吃就好。因為黃斑色素

濃度增加緩慢的黃斑部，屬於「慢工出細活」型，一旦葉黃素濃度變濃後，就算幾天沒吃，血中濃度下降，黃斑部的葉黃素也不會因此減少，但是有黃斑部病變的人，最好是每天吃。

有沒有效？黃斑部色素密度檢測一測就知！

常有患者問我：「是否該選專利認證廠商，如FloraGlo®、Xangold®的葉黃素，品質比較有保障，吃了才會有效？」

從醫師的角度來看，我們必須以科學方法證實有效，才算是「真有效」；所謂科學的方法，就是直接檢驗。只要每日定量攝取六個月，並運用「黃斑部色素密度檢測（MPOD）」於攝取前後進行檢驗，就能確實掌握黃斑色素濃度的變化。

更重要的是，透過「黃斑部色素密度檢測」，我們才能了解食物或營養品攝取，到底有沒有真的增強黃斑部的功能，若只是血液檢驗，並無法了解這一點，因為服用初期，黃斑色素在血液與黃斑部不一定有正向關係。

也就是說，血液中有高濃度的葉黃素，不代表這些葉黃素都能成功進入黃斑部，例如黃斑部不健康的人，「捕取」黃斑色素的功能比較差，血液中高濃度的葉黃素便無法充分運送進入黃斑部。一旦停止攝取，黃斑部的黃斑色素下降速度將比一般人更快，而這些都必須透過醫學檢驗才能知道。

最後還要提醒大家，別以為服用葉黃素就是吃了萬靈丹，可以過度用眼。

事實上，葉黃素只能增加眼睛對強光的防禦能力，因此只對光線傷害的疾病有幫助，例如黃斑部病變、白內障等，其他像是近視、散光、老花、乾眼症、飛蚊症、眼底出血等問題，是沒有幫助的，建議還是避免過度用眼、閱讀保持適當距離、多戶外活動、均衡飲食等，才是萬全的護眼方式。

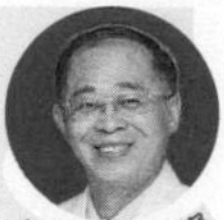

EYE的小叮嚀

「葉黃素」這樣吃！

◎每天吃，至少持續六個月，之後才可間斷。

◎目前沒有任何國家明列葉黃素的每日營養建議攝取量，所以只要依產品建議劑量攝取即可；基本上劑量高低不重要，低劑量只要每天吃，六個月後血中濃度仍可呈穩定高量。

◎葉黃素是脂溶性營養素，飯後半小時內食用較利吸收。

◎有黃斑部病變病史或家族史，攝取劑量必須增加，並且不要間斷，才能維持黃斑部葉黃素濃度。

◎營養補充品顧名思義只是「補充品」，為的是補充食物攝取的不足，無法取代食物。

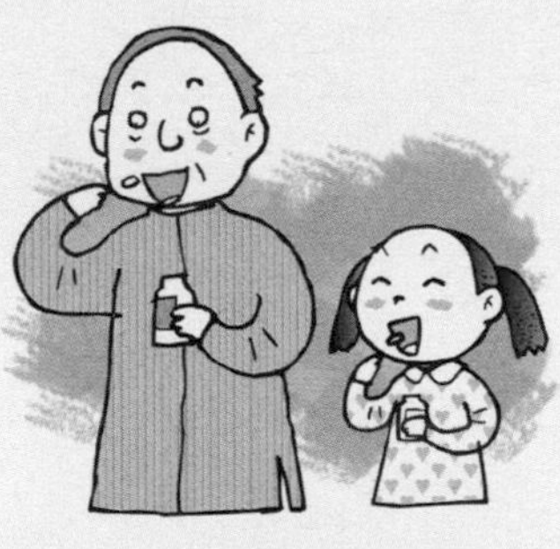

▲葉黃素可抵擋藍光，降低氧化傷害。

3
養眼第3步
補充DHA保健品

過去，很多人認為吃魚肝油可以「保護眼睛」，其實真正應該吃的是魚油。因為魚油所含的DHA，正是構成視網膜感光細胞「細胞膜」的主要成分，攝取足夠的DHA，可以強化感光細胞的細胞膜，增強視網膜細胞對光線的保護力。

DHA可強化感光細胞的細胞膜

此外，DHA與葉黃素二者合併攝取，還可以使葉黃素的作用有效地發揮。許多研究發現，合併攝取的前兩個月，血液中的黃斑色素濃度會明顯增加，而對黃斑部而言，中心黃斑部的葉黃素量，也會有明顯增加。

只是，長期而言DHA對葉黃素的幫忙是有限的。研究也發現，合併攝取四個月後，不論合併攝取或單獨攝取，血液中葉黃素的濃度差異將會縮小（見圖Ⓐ）；同時對周邊黃斑部來說，單獨攝取葉黃素反而比較有效，DHA的幫助不大（見圖Ⓑ）。但即使如此，也只能說「兄弟登山，各自努力」，因為二者在黃斑部所存在位置不同，對於抵抗光線導致氧化壓力的機制也不同，黃斑色素一方面可抗氧化，另一方面可經由光線互補中和（黃色中和藍光），降低高能量可見光的傷害，而DHA則是強化感光細胞的細胞膜，降低感光細胞受到光的傷害而凋亡。

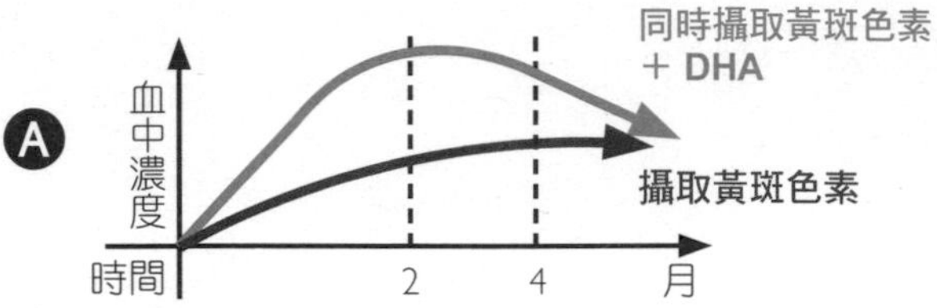

DHA 早期可增加血中黃斑色素濃度，但 4 個月後就與單獨攝取葉黃素濃度增加相同

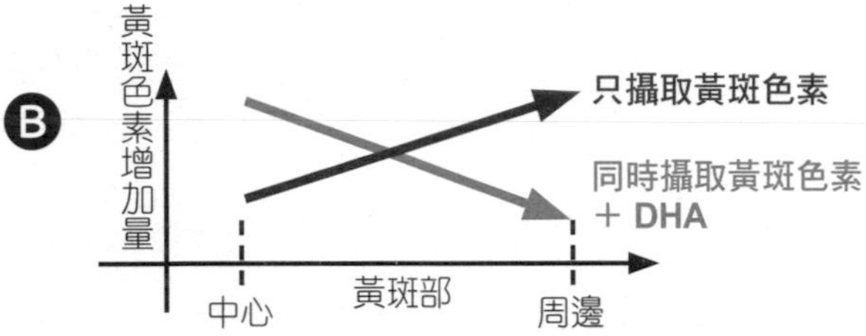

DHA 可更增加中心黃斑部色素量，卻無法在周邊黃斑部有增加的作用

此外，DHA還是Ω3不飽和脂肪酸家族中碳鏈最長、不飽和鍵最多的脂肪酸，柔軟度最高、穿透力最強，現今所知脂肪酸中，只有DHA可在腦神經系統與視網膜中被發現，其中DHA約占腦神經細胞的二○%，但在視網膜比例更高，約為神經細胞的三倍，在眼中具有極重要的抗氧化與神經保護作用。

吃素者請把魚油視為醫師處方

那麼DHA應該如何攝取？吃多少呢？一般我們建議從魚油補充，因為魚油中除了DHA，還含有EPA，兩種都是Ω3不飽和脂肪酸，也是對人體健康最有益處的高檔脂肪酸，不只有益眼睛，還可消炎及增進心血管功能，是「全身」都需要的重要營養素。所以我鼓勵多吃魚油，尤其是有黃斑部病變或有家族史者，因為黃斑色素不易進入黃斑部，會需要更多Ω3來確保黃斑部的健康。

那吃素的人該怎麼辦呢？由於Ω3除了ALA亞麻仁油外，在深海魚體內含量最豐富，況且眼睛只吃DHA，所以吃素者不該將Ω3視為食物，而該視為醫師處方藥物安心服用。

而且，吃魚油還能減少眼睛乾澀，預防早期病變。因為淚液含油脂層、水液層、黏液層，而吃好油可以強化淚液油脂層，延緩水層液體蒸發，提升淚液的品質；此外，魚油中的EPA雖無法通過BRB，但對BRB外的的脈絡膜，卻具有極佳的抗氧化與消炎作用。也就是EPA作用的部位，主要在心血管系統，在眼睛即脈絡膜，所以EPA雖進不了黃斑部，但維持黃斑部外的脈絡膜健康也是很重要的。

我自己每天三餐都吃魚油，因此即使國中時就近視五百度，但多年來透過葉黃素和深海魚油來「養眼」，矯正視力至一・二後，如今雖已接近耳順之年，但除了有點老花眼外，眼睛還很健康。所以我常開玩笑地對病患說：「飯可以少吃，但葉黃素和深海魚油可絕不能少！」

Ω3易受光、熱破壞，包裝與保存都得注意

彙整各國相關學會資訊後，我建議一般成

營養補充「DHA」這樣吃！

	DHA ＋ EPA ／日
一般成年人	400 ～ 600 毫克
心血管疾病、視網膜患者	800 ～ 1200 毫克
懷孕婦女	注意 DHA 的攝取量，每天應攝取 200 ～ 300 毫克

◎ Ω3 是脂溶性營養素，飯後半小時內食用較利吸收。

◎配方中須含維生素 E 。

◎選擇不透明包裝，同時存放於陰涼處。

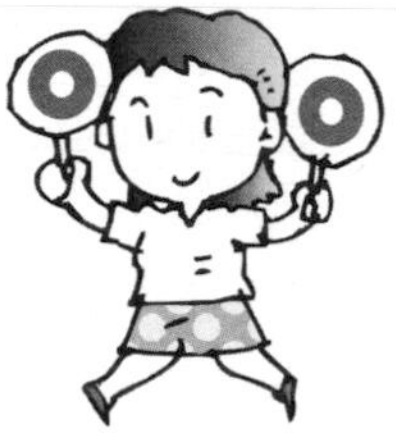

年人DHA加EPA的一天攝取量，約為四百到六百毫克，如果有心血管疾病者（視網膜問題等同此類），則攝取量必須為一般成年人的兩倍，至於懷孕婦女，則需注意DHA的攝取量，每天應攝取二百到三百毫克。

Ω3一樣是脂溶性營養素，建議飯後半小時內食用較利吸收；比較值得注意的是，DHA和EPA無論消化吸收及在血液中運送，都必須由脂蛋白包覆才得以進行，所以配方中需含維生素E這種脂溶性維生素，才能有效安定此二成分，以免受到破壞而產生自由基。

此外，由於Ω3極易受光、熱破壞，因此魚油的包裝與保存都得講究，需為不透明的包裝，同時存放於陰涼處，才能維持其效果。

4

養眼第4步 補充抗氧化食物

除了葉黃素和DHA，我們還可以適度補充抗氧化劑，如維生素C、E、鋅、茄紅素、蝦青素等；你可能覺得很奇怪，不是說眼睛只吃葉黃素和DHA，即使和葉黃素同類的β-胡蘿蔔素都不吃，那為什麼又要補充抗氧化劑呢？

富抗氧化成分的食物，幫助消滅自由基

其實重點就在「黃斑部的氧化壓力」。我們知道氧氣是人體所需，而氧氣必須經由氧化才能供人體活動之用，不過在氧化同時，它也會製造自由基，一旦自由基過多、在組織中流竄，就會促使脂肪產生過氧化作用，進而對DNA、蛋白質與細胞膜造成氧化傷害。一般來說，氧氣越多的組織、能量越高的組織，就越會有這樣的「氧化壓力」，偏偏黃斑部是人體中有最高度氧化壓力的組織（詳見第四章），因此補充抗氧化劑才能抑制過氧化作用，進而消除自由基，阻止黃斑部病變。

換句話說，葉黃素和DHA是能夠進入BRB、成為黃斑部「組織成分」的養分，雖然抗氧化劑並不會進入眼睛結構中，但可以抑制氧化作用、消除自由基。舉例來說，假

如光線是前來攻打眼球的敵軍，那麼葉黃素和DHA就是具有保衛效果的堅固城牆，而抗氧化劑則是負責消滅敵軍的士兵。

一九九六年美國AREDS（Age-Related Eye Disease Study）曾進行一項大型、為期十年的前瞻性臨床試驗，它選取抗氧化指標維生素C、E、β-胡蘿蔔素和鋅，並給予高劑量（劑量高到不可能單由飲食獲得，藉以排除實驗結果會受到飲食影響的因素），比較患者食用結果。結果發現，補充抗氧化劑可延緩嚴重老年性黃斑部病變病情，同時對早期黃斑部病變也有預防作用。由於葉黃素和DHA本身也是抗氧化劑，因此抗氧化劑並不需特別額外補充，只要多吃綠色蔬菜、水果、穀類等具抗氧化成分的食物即可。

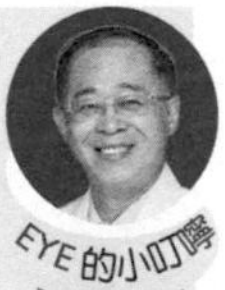

注意！高糖、高脂飲食，會直接危害眼睛健康

已有研究發現，甜食會助長近視的發展，因為人體代謝糖分需要大量的維生素B_1，所以糖吃太多，維生素B_1就會相對不足；而眼睛有不少視覺神經細胞，維持神經系統健康的大功臣——維生素B群，自然也和視力息息相關。同時，糖分的攝取還會直接影響胰島素，攝取過多會導致血糖不穩定，甚至糖尿病，是危害眼睛健康最大的慢性殺手。

此外要避免的還有高脂肪和高膽固醇飲食，因為脂肪游離分子會在血管沉澱堆積，造成血管阻塞，如果血流不順暢，自然就會使黃斑部功能不良而病變，因此最好維持低脂肪、多蔬果的飲食型態，不只是針對黃斑部病變，也可以預防心血管疾病，一舉多得。

7

選對眼鏡，
輕鬆擁有美好「視」界

工欲善其事，必先利其器，想要擁有美好「視」界，就得靠優質的配備。

無論是矯正視力的眼鏡和隱形眼鏡，還是從事戶外活動必備的太陽眼鏡，坊間產品琳琅滿目，多焦點、全視線、濾藍光……，到底該怎麼選？怎麼配呢？

眼睛健康無價，選擇護眼配備，除了要美觀、功能外，最重要的就是「選對」！「用對」！

1 一般眼鏡，這樣選！

無論近視、遠視、散光、老花，「眼鏡」都是人們矯正視力最基本的工具，因此隨著科技進步，鏡片的功能也跟著推陳出新。以往消費者在選購鏡片時，往往只有折射率（厚薄度）與品牌的選擇，而今除了基本的透明鏡片外，還有球面、非球面、多焦點、全視線、濾藍光等多種選擇；正因種類繁多，所以該怎麼選，也成為我門診、演講時最常被問到的問題。

鏡片百百種，滿足自身需求是關鍵

所謂的「好眼鏡」，要能滿足自己的需求。那麼到底該怎麼選呢？讓我們直接透過一九五至一九七頁的圖表說明。

簡單來講，選配鏡片最重要的還是符合自己的需求，像是業務員可以考慮「變色鏡片」；四十歲以上又近視，而且又經常得使用電腦的人，則可考慮「多焦點」加「濾藍光」。不過無論選擇為何，更重要的是在選配眼鏡時，最好先做眼睛健康檢查，確實了解眼睛的需求，並且由專業驗光師進行驗光，才能配出真正符合自己需要的眼鏡。

鏡片種類	功能訴求	說明	適合對象
全視線鏡片	幫眼睛做好防曬	隨著科技進步，現在一般鏡片都具有基本的防紫外線功能，不過如果經常得在戶外趴趴走，就需要加強保護、阻絕更廣波長的紫外線，這時就可以考慮「變色鏡片」（「又稱全視線」）。這個鏡片的特色，就是在室內時底色淡到幾乎透明，但一到戶外，就會隨著紫外線的強度迅速變色，以達到抗紫外線的效果。 由於鏡片是利用紫外線來變色，而汽車的擋風玻璃會擋掉紫外線，所以開車或搭車時使用並不會有很好的效果。此外，這類鏡片目前價格幾千元到上萬元不等，而且時效大約只能維持三到五年，其抗紫外線的效果又不及太陽眼鏡，因此若不是經常得室內、室外來回走動，其實並不是絕對需要。 還要注意的是，一般民眾在選購時，大多只注意上色速度（走到戶外變深的速度），事實上還應注意退色速度，尤其是老人家，以免進入室內光線太暗而跌倒。建議在配鏡時先用紫外線燈照射鏡片樣本，先觀察上色、退色的速度是否適合再做選擇。	•常在戶外趴趴走的人（如業務員、外務員） 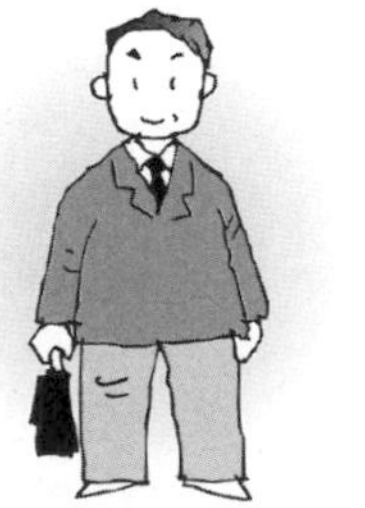

濾藍光鏡片	對抗3C螢幕藍光	長時間暴露在藍光環境下，容易造成視網膜黃斑部的受損及病變，為了對抗3C產品的螢幕藍光，近年來各家品牌競相推出濾藍光鏡片。 目前市場上的濾藍光鏡片，有「鍍膜式」與「染色式」兩種作法。其中「鍍膜式」大約可以濾掉一〇%至一五%左右的藍光，因為藍光與紫外線最大的差別，就在於人眼看不見紫外線，但是看得見藍光，如果把藍光一〇〇%濾除，勢必會讓看到的世界嚴重變調。但若只濾掉一〇%至一五%左右的藍光，大部分使用者不會太明顯感受到色差的影響。 不過，如果眼睛健康狀況不佳、需要特殊照顧的話，這時「染色式」產品可提供極佳的防護效果，當然色差勢必相當明顯，只能說兩全相害取其輕，天地變色總比沉入永黑來得好。	•長時間對著電腦螢幕工作者 •重度3C產品使用者 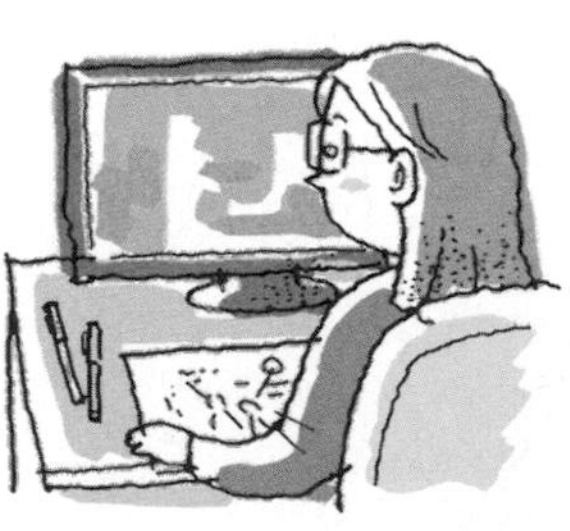
非球面鏡片	讓影像不易失真	非球面鏡片（Aspheric lens）最早是使用在相機鏡頭上，其設計原理是以不對稱的外弧或者內弧度設計，減少球面鏡片影像的失真或扭曲，也提高影像的對比敏感度。但這種非球面像差的問題一般並不會很嚴重，但價格卻高了許多，因此衡量是否有需要再選擇。	•靠眼睛吃飯的人（如攝影師、設計師）

漸進式多焦點鏡片	看遠看近一副搞定
	水晶體具有「調焦」功能，但是當年紀漸長，水晶體的柔軟度與彈性會開始變差，特別是四十歲以後，連形狀都會改變，使得水晶體的「調視力」變弱，也就是所謂的老花眼，這時就得靠老花眼鏡幫忙。 為了可以「看遠看近一副搞定」，於是便有了漸進式多焦點鏡片。要注意的是，比起一般單焦鏡片，多焦鏡片的適應期比較長。
	•老花的人

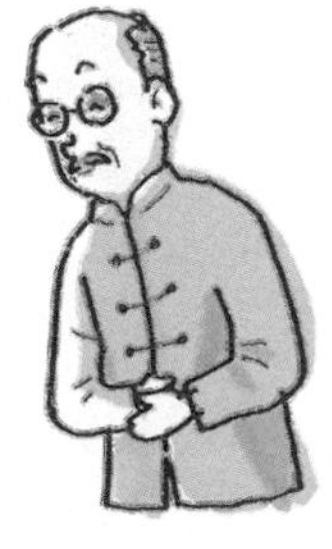

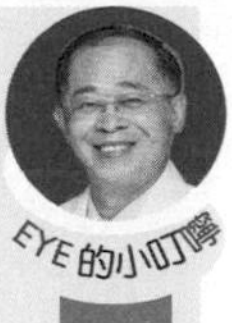

老花眼鏡絕不能買現成品！

很多上了年紀的人，會直接購買現成的老花眼鏡。事實上老花眼鏡不僅不該買成品，而且配鏡應該要更嚴謹！

一般眼鏡行配鏡、驗光時，多半只會測量度數及兩眼間的距離，但對老花眼鏡這種特殊需求者而言，睫狀肌衰退情況的評估相對重要，民眾配鏡時應要求做更完整、詳細的測量，才能減少適應不良的情況。

2 隱形眼鏡，這樣選！

現代人大多有近視問題，但是戴上眼鏡不僅日常生活不方便，還會讓美麗（帥勁）大打折扣，因此不少人選擇配戴隱形眼鏡。不過，隱形眼鏡有硬式、軟式之分，軟式中又有拋棄型與長戴型兩種，此外還有以美麗為訴求的放大片、變色片等，選擇時到底要選哪種好？配戴時又要注意什麼呢？

隱形眼鏡怎麼選？

先做「眼睛健康檢查」再決定！

針對想配隱形眼鏡的患者，眼科醫師會先做裂隙燈檢查，確定患者的結膜、角膜是否有問題，同時還要進行淚液基礎分泌量分析，只要在正常範圍內，那麼選擇軟式或硬式都OK，但若是有乾眼症，則應以硬式的隱形眼鏡為宜。

此外要注意的還有「角膜的弧度」。一般拋棄型隱形眼鏡通常只有單一的鏡片基弧，因此如果你的角膜太陡或是太平，就比較不適合戴拋棄式隱形眼鏡，而需選擇有S、M、L三種尺寸的長戴型隱形眼鏡，或是弧度可以量身訂做的硬式隱形眼鏡。

一般來說，硬式的矯正散光效果較好，對於散光度數二百五十度以上的人來說是較好的選擇，而且硬式也較不易沉積蛋白，因此較不容易引起過敏。

不過，由於硬式隱形眼鏡戴起來異物感很重，許多人往往因為不習慣而選擇軟式，尤其軟式隱形眼鏡現在已有矽水膠材質，透氧率、含水量都很好，戴起來的舒適感自然大幅提升。

確實遵守5大重點，娃娃片也放心戴！

無論哪一種隱形眼鏡，都會緊緊貼在眼球上，因此正確的使用、保養很重要，稍一不慎就可能帶給眼睛終身傷害。反過來說，只要用法正確，即使是以美麗為訴求的放大片、變色片，也可以放心配戴。那麼該怎麼做呢？很簡單，只要你確實遵守以下五大重點：

重點❶不要戴過夜

許多年輕人戴了隱形眼鏡之後，晚上睡覺也不拿下來，直到眼睛紅如兔子或劇烈疼痛才來就醫。要知道隱形眼鏡使用時間過長，很容易造成角膜缺氧甚至水腫，假如又戴過夜，對眼睛的傷害將更加嚴重。

因為隱形眼鏡配戴一天後，有許多髒東西會沉積在隱形眼鏡上，加上晚上是眼睛休息的時間，淚水分泌較少，容易使隱形眼鏡乾燥、變硬，若是無法將眼鏡拿下來清洗，配戴時間又長，很容易造成角膜受傷，隔天凌晨就會出現眼睛有異物感、紅眼睛、疼痛、視力模糊等症狀。

重點❷一定要用手搓洗鏡片

除了配戴時間外，配戴隱形眼鏡時還要注意清潔，而第一步就是「一定要用手搓洗」，就像洗衣服一樣。若沒有經過搓洗，光是把衣服泡在水裡是無法去除頑垢的；研究報告也證實，用手搓洗鏡片，比任何機器更能有效去除鏡片上的雜質及沈澱物，所以不管藥水廠商如何強調「可免搓洗」，隱形眼鏡一定要用手搓洗超過三十秒。

重點❸正確使用隱形眼鏡藥水

此外，無論是自來水、開水還是生理食鹽水，都沒有殺菌作用，並不能用來清洗隱形眼鏡，就算是保存鏡片也不適合，因為容易滋生細菌，造成眼睛感染。

不過，即使是用藥水清洗，也要注意以下事項：

❶**藥水不要混合使用**：由於各廠牌藥水種類成分不同，建議不要混合使用，以免有化學作用。

❷**注意使用期限**：藥水拆封後，最好在四個月內用完或丟棄換新，以免藥水變質；若使用人工淚液沖洗藥水，務必當日丟棄，因為不含防腐劑的人工淚液容易孳生細菌或蟲蟻。

❸**隱形眼鏡不可以長期浸泡在藥水中**：長時間的浸泡，藥水失去消毒能力，反而變成滋生細菌的溫床，所以最好兩天就更換一次新的浸泡液。

❹**「雙氧消毒」一定要中和後才可使用**：假如使用「雙氧消毒」方式進行隱形眼鏡消

毒，務必要按步驟進行中和，才不會造成眼睛灼傷；還要提醒的是，高含水量的拋棄式隱形眼鏡使用「雙氧消毒」，會導致鏡片變形，因此並不適用。

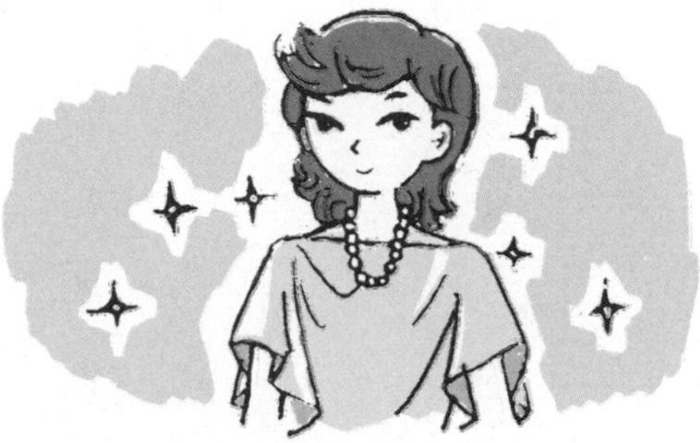

▲正確使用、保養隱形眼鏡，你也能擁有一雙美麗的明眸。

❺配戴前，務必先沖生理食鹽水：隱形藥水多為化學製劑，直接戴在眼睛上易造成刺激，所以最好先用生理食鹽水沖乾淨再戴。

重點❹每週固定去蛋白

隱形眼鏡戴久了，即使每天清洗，蛋白質還是會吸附在鏡片上，進而容易刮傷眼角膜，而目前市面上仍然沒有任何一種消毒藥水，可以完全取代每週的去蛋白工作，因此必須每週使用含有酵素（enzyme）的去蛋白產品，才能維持鏡片表面的清潔。此外，去蛋白並非浸泡越久效果越好，建議最好不要浸泡超過十二小時，否則經分解後的蛋白質重新滲入鏡片，反而更難清洗。

重點❺該丟就丟、該換就換

使用長戴型的隱形眼鏡，也應每一到二年定期更換。因為再完美的清潔保養，仍然會有少許微生物殘留在鏡片上，況且就算不常使用，鏡片材質經過一、二年後，自然變得老舊，此時應丟棄換新，以免傷害眼睛。

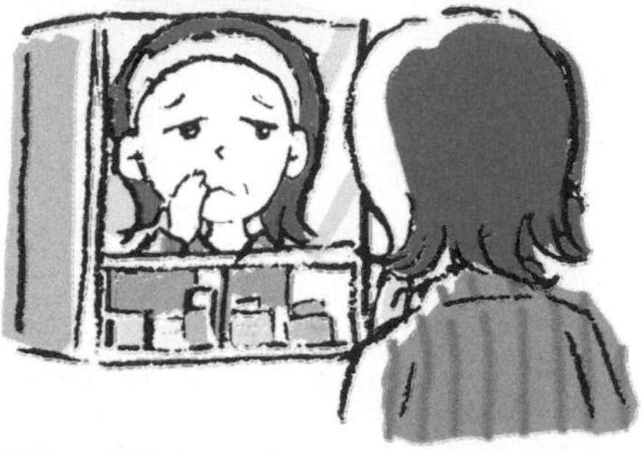

▲千萬別為了省錢，「把日拋當週拋，把週拋當月拋」，萬一眼睛受到感染，可就麻煩了。

拋棄型隱形眼鏡當然更是如此，有些人為了省錢，常「把日拋當週拋，把週拋當月拋」，因而容易引起砂眼或是感染，這種情況一旦經常發生，很可能三、五年後角膜就會長出新生血管，就再也不能戴隱形眼鏡了！所以該拋一定要拋，千萬別為了省錢而損傷眼睛。

最後要提醒的是，由於隱形眼鏡的保養程序較多，對眼睛健康的影響也較大，因此不建議年紀太小的孩子使用，至少等高中以後再戴比較好。

3 太陽眼鏡，這樣選！

雖然一般眼鏡已具有基本過濾紫外線的功能，甚至還有「全視線」鏡片能在戶外大幅提升抗陽光功能，但如果真的要從事爬山、游泳、滑雪等戶外活動，一副「太陽眼鏡」絕對有必要！

劣質太陽眼鏡會讓眼睛暴露在更多光線傷害中

所謂的太陽眼鏡可不只是深色鏡片，事實上，沒有抗強光功能的深色墨鏡，反而如同剝掉眼睛保護層，讓陽光長驅直入，將對眼睛造成更大的傷害。很多人聽到我這麼說，常常嚇一大跳，納悶問：「鏡片越暗，光線不就全部擋掉了嗎？」其實，「讓光線減弱」和「隔絕強光」完全是兩回事，深色墨鏡會讓視線變暗、眼睛瞳孔放大，如果沒有強調抗光的功能，反而會造成眼睛「門戶大開」，使光線更容易灼傷眼睛。

記住！太陽眼鏡不是顏色越深越好，當然也不是越貴越好。想要確實選購具有真正保護效果的太陽眼鏡，基本上須注意五大要點：

❶要真正具有抗UV功能

太陽眼鏡的紫外線過濾率至少要七五％以上才足夠，因此最好在專業眼鏡行選配，並且請店家開立鏡片保證書，確認鏡片規格及抗紫外線功能（通常不願開保證書的店家，最好少碰為妙）。

此外，一般眼鏡行都有測試紫外線的儀器，可請店員幫你做鏡片測試，眼見為憑。如果是其他地方買的，不確定有沒有抗紫外線效果，最好帶去眼鏡行利用儀器檢查。

❷要慎選鏡片顏色

近年來，太陽眼鏡已成為重要的流行飾品，除了傳統的黑色、棕色，還有黃色、紅色、藍色等多種選擇；不過，可不是每種顏色都能有效阻隔強光。

目前公認灰色最具保護力，對各顏色波長吸收均勻，不會改變物體原色；其次為墨綠色和棕色，能讓視覺效果變得柔和。黃色鏡片則比同黃斑部，最能阻隔有害藍光，同時增加顏色對比度，因此能讓運動員在快速運動中仍能保持視線清晰，或於夜晚駕車配戴，擋掉刺眼亮光。

至於其他顏色，如紅色、玫瑰色等，則大多「中看不中用」，只是流行裝飾，並不能真的保護眼睛；而藍色鏡片反而會吸引有害的藍色光線通過眼睛，千萬別因貪圖美「色」

太陽眼鏡選購5要點

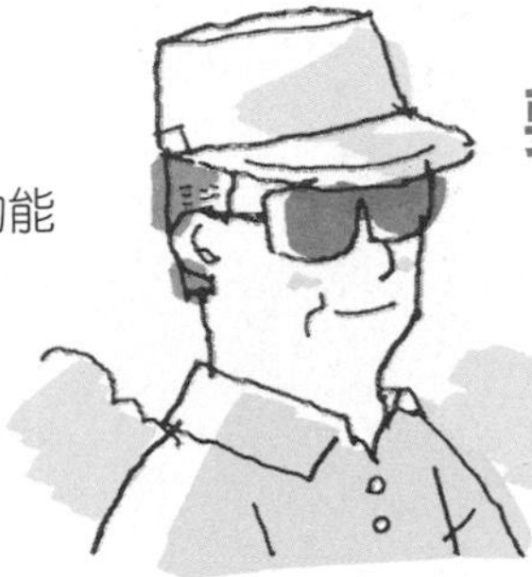
要鏡片面積越大越好
要真正具有抗 UV 功能
要表面顏色均勻、光滑
要慎選鏡片顏色
要適度增加偏光處理

而賠了眼睛。

❸ 要 越大（鏡片面積）越好

太陽眼鏡的鏡片必須完整遮蓋住眼睛周圍，才能達到保護效果，否則從周圍折射入眼睛的強光，還是會傷害眼睛，所以鏡片當然是越大越好，包覆式是最佳選擇。

❹ 要 表面顏色均勻、光滑

摸摸看鏡片有沒有凸起或小氣泡，檢查鏡片表面是否光滑，並且拿起鏡片距離半個手臂長度，對準門窗框或太陽燈管等筆直線條，將鏡片上下移動，若鏡片反射直線為扭曲或波浪狀，則表示鏡片材質不佳。

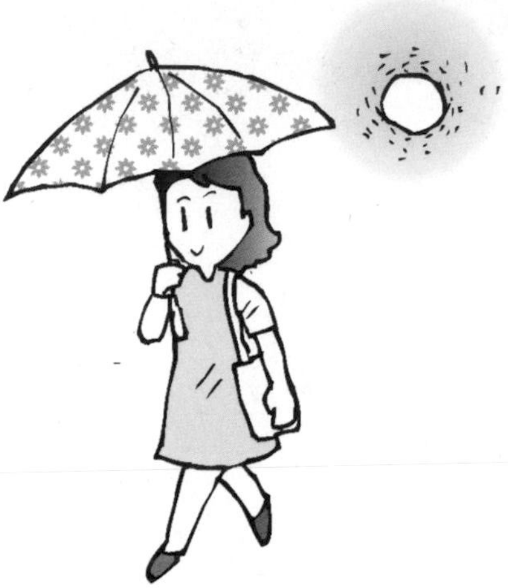

▲外出時，別忘了隨身攜帶洋傘或帽子來保護眼睛喔！

❺要適度增加偏光處理

偏光鏡片可過濾眩光和反射光，減少路面、水面或雪地反光，因此若是要從事釣魚、水上或是雪地活動時，建議可加做偏光處理，讓視線更清晰。

最後要提醒的是，即使戴上眼鏡，強光還是會從眼睛四面八方，甚至地面反射進來，因此不要以為戴上太陽眼鏡就一勞永逸，除了太陽眼鏡外，還應該加上寬邊帽或洋傘，日正當中儘量走騎樓或陰暗處，才能徹底保護眼睛。

專屬特殊族群的護眼小叮嚀

8

讀完前面章節，相信你已掌握視力保健的基本功，但是在視力發展或有衰退狀況的特殊時期，還有特別事項須注意。本章節將針對視力正在發展的零歲寶寶與學齡前幼兒，以及要注意衰退問題的銀髮族和孕期、產後媽咪，提出專屬的護眼小叮嚀。現在就請「各取所需」，好好學習照護你的雙眼吧！

1 給0歲寶寶的護眼提醒

家中有新生兒降臨，親朋好友紛紛給意見。有人說在娃娃床邊掛上七彩圖案，可以訓練嬰兒視力，真的有效嗎？

適度光線就能促進寶寶視力發展

寶寶出生時約遠視二百五十度，前半年只能看黑白色及模糊影像，需要適度的光線刺激，視力才會越來越好，所以在娃娃床邊掛上七彩圖案並沒有什麼效果，「適度的光線」才是幫助寶寶視力發展的重點。

不過，並不是任何光線都適合刺激寶寶的眼睛，例如照相機的閃光燈，就可能對寶寶眼睛有所傷害。因為一歲前的寶寶視力還在發展，瞳孔收縮速度不夠快，過亮的閃光燈會傷害寶寶的眼睛，所以拍照時請務必關掉閃光燈。那麼「適度的光線」到底是什麼呢？很簡單，自然光就是最好的光線，建議白天要拉開窗簾，讓寶寶接受光線刺激。寶寶六個月大以後，七彩圖案就可發揮效用了。爸媽可拿鮮豔顏色的東西在距離孩子眼睛三十公分處晃動。這個動作可以培養寶寶眼球的協調性，訓練寶寶的對焦能力。

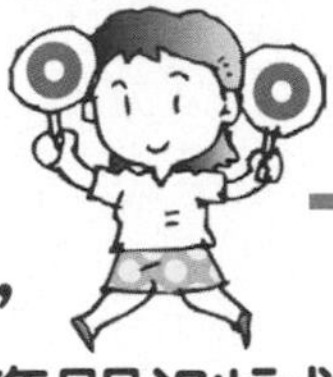

懷疑嬰兒視力不好時，不妨自行在家中做些簡單測試

方法❶ 光線測試

一般嬰兒的視線會隨光線移動，因此可以夫妻一起幫孩子檢測。

首先，一人先吸引小孩的注意（可拍手、拿奶瓶、拿玩具），另一人在一旁利用光線照嬰兒，再引起他注意。

這時你可以觀察他眼睛是否有移動，光線在什麼方位時引起他注意，可以測試嬰兒視野的寬廣度。

方法❷ 單眼測試

利用乾淨的紗布一次遮住嬰兒的一隻眼（最好在嬰兒睡著時），然後觀察嬰兒醒著時他的活動表現是否出現異樣。測試完一眼，再在別的時間，檢查另一眼。

如果寶寶的某個眼睛有問題，在好的眼睛被遮住時，就必須用視力不良的眼睛來看東西，此時視覺的模糊與平時的狀況不同，嬰兒會表現焦慮不安、哭鬧不休，這時就應該就醫進一步檢查。

方法❸ 看眼神怪不怪

多跟嬰兒相處是發現小 Baby 眼睛有沒有毛病的最佳方式。很多媽媽都是發現小 Baby「眼神怪怪的」帶來找醫生，結果才發現小Baby眼睛真的有毛病。如果一旦發現寶寶「眼神怪怪的」，但又講不出個所以然，儘快就醫檢查就對了。

2 給學齡前幼兒的護眼提醒

小朋友的視力，要到六歲左右才會發展成熟；眼睛若有問題，六歲前正是治療的黃金時期。可惜大部分家長都在孩子國小入學時才順便檢查眼睛，縱使發現視力問題也為時已晚。因此了解孩子視力的正常發展進程，兩到三歲時帶去看第一次眼科門診，並養成每半年至一年定期檢查的習慣，是非常重要的。

2、3歲就要進行第1次眼科檢查

怎樣的視力發展算正常呢？簡單來說，就是「隨著年紀增加，視力要越來越好」。寶寶出生時處在遠視階段，但到了一歲時，如果還是經常認錯人、看東西要靠很近、老愛眨眼或揉眼睛、注視物體時常一隻眼偏向外或內、手眼合作度很差等等，都可能和視力不良有關。

到眼科時，醫師會先看眼睛構造發展，並進行基本驗光，等孩子可以溝通時，再做視力表（用手比E或C的缺口方向）測驗。通常兩三歲孩子第一次檢查時至少要測出視力○•五，四歲要測出○•六、五歲測到○•七、六歲入小學必須超過○•八（趨近中央視力一•

○）才算正常。如果孩子視力沒有跟著年紀進步，或在零到六歲發展階段出現其他問題，都要把握時間，儘早治療。

幼兒使用3C產品，對眼睛有5大危害

❶**影響視力發展：**一般看3C產品距離約三十公分，幼兒仍處於發育期，加上手臂不長、支撐力不足，所以距離可能只有十五至二十公分，持續看的結果，眼睛的肌肉更容易僵硬，而影響視力發展。

❷**傷害水晶體：**幼兒的水晶體比較清澈，光線射進的時候沒有辦法擋光，3C產品的藍光能量高，水晶體受到影響會變混濁，久了就形成白內障。

❸**容易導致假性近視：**幼兒的睫狀肌對焦很快，但不容易放鬆，因此看3C容易造成假性近視。臨床上曾有國小生看平板每天達四、五個小時，睡眠不足加上用眼過度，十天就造成三百度假性近視。

❹**傷害黃斑部：**幼兒的黃斑部還沒有成熟，葉黃素量還不足，對3C產品藍光的防禦力更低，因此更容易造成黃斑部病變。臨床上有一名高一學生，每天看電腦長達五小時，求診時黃斑部出血，視力模糊、想看哪裡都看不到。

❺**容易引起情緒不穩：**眼睛是腦視覺中樞的一個前端，簡單的說就是「眼睛跟腦會互相作用」，幼兒近距離用眼過久，眼睛就會痠麻脹痛，因此容易哭鬧、不聽話，甚至表現過動、不專心，學習上也會有障礙。

保護學齡前幼兒眼睛，請掌握「2多2少」原則

❶ 多帶孩子到戶外活動

2011 年美國眼科醫學會研究發現，孩子戶外活動頻率越高，近視機率越低。只要每週多花 1 小時帶孩子到戶外走動，就可以減少 2%的近視率。倘若家長沒有時間帶孩子到山裡或鄉間，可以帶孩子到公園一起看天空，同樣具有放鬆的功效。

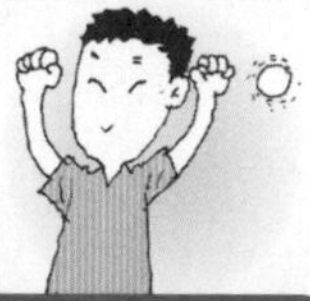

❷ 多吃黃綠色蔬果 少吃甜食

眼睛包含水、血管、肌肉、神經及蛋白質等，其構造就像一個縮小版的人體，因此不要偏頗某一項營養素，關鍵是均衡飲食，並額外補充葉黃素食物（例如：菠菜、綠花椰菜、玉米、胡蘿蔔、葡萄、奇異果）；此外，家長務必讓孩子遠離甜食或零食，因為甜食會影響水晶體發展，容易造成水晶體水腫情況。

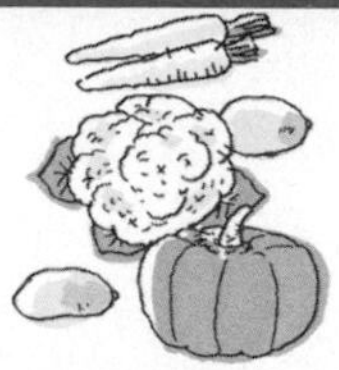

❸ 少碰 3C！閱讀也要注意環境

少讓孩子使用 3C 產品！但如果有特定情況的使用需求，滑手機不如用平板、用平板不如看電腦，因為螢幕越小、亮度越強的產品，對眼睛的傷害越大。

更重要的是要注意使用時間，至少每用 30 分鐘就要讓眼睛休息，不能一玩就停不下來。有些家長以為把螢幕調暗可以減少 3C 產品對眼睛的傷害，其實這樣反而更糟，因為眼睛會視物品亮度而縮放，螢幕太暗反而讓眼睛更吃力，建議 3C 亮度調到中間就好，不要太高也不要太低。

此外，即使是一般閱讀，也一樣 30 分鐘就要休息，才不會讓眼睛太累。

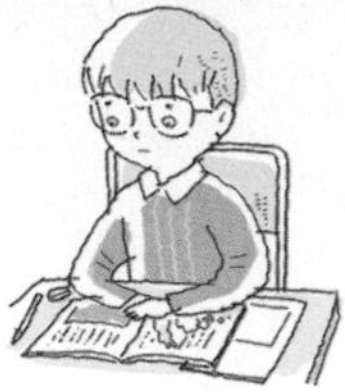

3 給孕期&產後媽咪的護眼提醒

傳統認為女性在生孩子後需要坐月子，而坐月子的習俗除了吃麻油雞燉補、不能洗頭、不能外出之外，還有不能哭也不能看書，據說是孕期和產後的眼睛特別脆弱。這真的有根據嗎？

懷孕第6個月開始，身體的「護眼物質」會流向寶寶

事實上，「孕期和產後眼睛特別脆弱」的確是真的！因為從懷孕第六個月開始，為了供應胎兒發育所需，孕婦身上寶貴的「護眼物質（如葉黃素及DHA）」，就開始從母體大量轉移到胎兒身上，母體內護眼物質的濃度自然就會下降。

而生產後餵母奶，母體內的護眼物質仍繼續經由母乳流向嬰兒；因此在孕期和產後這段期間，眼睛抵抗光線傷害的能力，確實比較脆弱。許多孕媽在產後甚至從懷孕後期開始，會出現一些眼睛狀況，如視力模糊、不易對焦、畏光、眼睛痠澀、度數改變等，身體也可能出現睡不著、容易頭痛、記憶力下降等症狀，這些其實都是護眼物質大量流失的結果。

因此，孕期和產後的媽咪，絕對需要額外補充流失的營養，而且「一人吃兩人補」，媽媽吸收多，小寶寶自然也分得多，對媽咪與寶寶來說都有好處。國外有研究報告顯示，從懷孕第六個月開始補充DHA，寶寶到五歲，其EQ、IQ、認人的能力、睡眠品質、脾氣等各方面，都較沒有補充的寶寶有更好的表現。

高度近視又高齡生產？請務必少用3C產品

要特別注意的是，許多媽媽在產後坐月子時，由於不能外出，為了打發時間，幾乎整天都在房間裡看電視。而最近一兩年隨著平板電腦和智慧手機的普及，許多坐月子的媽媽更是時時刻刻手不離機，用平板電腦和智慧手機看影片、電影，或是上社群與同事朋友大LINE「媽媽經」，殊不知這時滑手機，對眼睛的傷害將呈倍數成長，尤其是「新三高」媽媽的風險更高！

什麼是「新三高」呢？所謂「新三高」，就是「高齡生產」加「高度近視」加「高度使用3C產品」。

我曾在某次門診中，連續看到四位高度近視孕婦，在懷孕的第三期因為黃斑部出血，視力急遽受損而就醫。由於懷孕期間即使發現黃斑部出血，眼科醫師為了顧及胎兒的健康與安全，一般都是採取保守性治療，也就是讓孕婦多休息並補充葉黃素與DHA，並不考慮使用光動力雷射（PDT）或抗血管內皮細胞生長因子（anti-VEGF）眼內注射。因此，若萬一出現產程延遲甚至難產、妊娠高血壓的情況，就會有眼底大量出血的風險；因此特別提醒有高度近視又高齡生產的媽媽，請務必少用3C產品，才不會成為「新三高」媽媽。

女性應從適婚年齡開始，就補充葉黃素與DHA

俗話說：「平時有燒香，不怕臨時抱佛腳。」其實，不僅孕期和產後的營養補充很重要，從保護自己的角度來看，女性從適婚年齡開始，就應該加強補充，尤其是有高度近視的女性。因為高度近視的女性不管實際幾歲，都有雙「老眼」，黃斑部處於老化與退化的狀態，若沒有適時加以補充，會造成兩個嚴重的結果：

❶ 媽媽自己的用量都不夠了，胎兒自然也吸收不足，結果會嚴重影響胎兒神經系統及眼部的健康發育。

❷ 即使胎兒吸收不足，但實際上母體內的葉黃素及DHA仍已毫無保留的提供，所以最後將因自身營養物質的極度不足，造成眼睛無法承受懷孕期氧化壓力的傷害，而引發黃斑部病變而出血。

要記得，飲食上除了營養補充外，同時也要有所限制，應避免多油多糖的食物，否則萬一又有三高（高血糖、高血脂及高血壓），甚至形成「雙三高」（三高＋新三高），對眼睛所造成的傷害可就難以估算了。

4 給銀髮族Eye的叮嚀

隨著年歲增長，身體各種組織器官會逐漸退化，這種退化所造成老年人視力不良的眼疾包括了老花眼、白內障、青光眼、老年性黃斑部變性及糖尿病視網膜病變等。

雖然老化是無法避免的，就連身為眼科醫師的我，都無法避免正常老化所形成的老花，但只要妥善保養、保護，絕對可以避免嚴重的眼疾，甚至還可延緩老化速度，讓自己不會過度「老眼昏花」。

養成護眼6招幫助銀髮族維持好視力

❶每天服用葉黃素及魚油「養眼」：特別是六十五歲以上老人家，應該加強補充葉黃素和魚油。統計發現，在所有老化眼疾中，又以白內障和黃斑部病變對老年人的視力健康影響最大，為中老年人失明的主要原因，而這兩大眼疾最主要的幕後推手，就是「光線傷害」；所以持續補充可以協助水晶體和黃斑部抵抗光線傷害的營養品，絕對是銀髮族視力保健的首要功課。

此外，若干研究發現，葉黃素除了會「定居」在黃斑部外，也有一部分會集中到水晶體，因此服用葉黃素，不止能增進黃斑部健康，同時也能預防白內障的進行。

❷配戴老花眼鏡：老花問題是正常的生理現象，此時唯一的解決之道就是配戴老花眼鏡。有些人硬是不服老，或是怕「老花眼鏡會越戴越深」，情願忍著眼睛疲勞、眼球脹痛的症狀，就是不配眼鏡。殊不知不戴老花鏡並不會延緩老化的進行，反而還會加重眼睛的負擔，使老化速度加快。提醒大家，如果發現老花，一定要坦然面對，不要「欲蓋彌彰」，硬不配鏡，最後只是自找罪受。

❸定期進行眼部健康檢查：老花雖然無法避免，但視力不清楚，也不可一味歸罪老花，因為很多問題都會造成視力問題，如白內障、慢性青光眼等，所以老人家仍應定期進行眼部檢查，尤其在視力變差或變好的時候，更是不可輕忽大意或沾沾自喜。因為如果有白內障或糖尿病控制不佳時，水晶體會水腫而將景象拉前，造成暫時性近視，讓老花有減輕的假象，因此即使感覺視力變好，也必須看醫師找出原因才行。

❹控制三高：老人家如果有三高病史，特別是高血壓問題時，在血壓過高、血流過快的情況下，恐使血管無法負荷血液大量往上輸送，這時就容易「爆血管」，釀成「眼

中風」。「眼中風」不僅是一種嚴重影響視力的眼睛血管疾病，且由於眼部血液輸送與心臟、腦部息息相關，假如將腦部比喻為心血管疾病的大哥（腦中風），心臟就是大弟（心肌梗塞），二弟則是血管構造細密複雜的眼睛（眼中風），因此眼中風又可視為「腦中風」的重要指標。臨床統計發現，若罹患「眼中風」，五年內未接受相關治療，每四分之一眼中風患者中將會有一人罹患腦中風，不可不慎！

❺注意眼壓：老人家因眼球老化，往往無法忍受正常人能忍受的眼壓，再加上視神經衰弱，因此更不能忍受眼壓的傷害，所以臨床檢查若發現有變化產生，通常會將眼壓降得更低。例如七十歲老人家眼壓一九 mmHg，但視野持續缺損，這時就要將眼壓降至一五 mmHg；一旦有升高的趨勢，這時就需要更積極的降眼壓治療，以防併發急性青光眼及新生血管性青光眼等問題。

❻加強防曬：老年性白內障目前無法有效預防，只能藉由眼睛防曬與補充維生素來延長水晶體壽命，因此建議白天外出時，要戴有標示 UV400 的抗紫外線功能太陽眼鏡，或是戴寬帽沿的帽子、撐洋傘等做好眼睛防曬，並多補充維他命 C、維他命 E 與葉黃素來預防水晶體氧化。已罹患老年性白內障者，外出時更應該注意防曬，避免病情加劇。

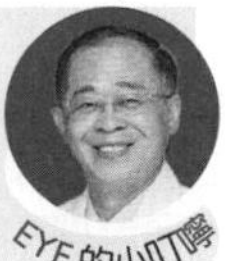

更換人工水晶體，有時會出現黃斑部病變

年輕時健康黃斑部富含葉黃素可以抵抗藍光的侵害，但老人家黃斑部葉黃素漸漸流失，抵抗光線的能力變差；不過由於水晶體也會因吸收紫外線而開始混濁變黃（即老年性白內障），顏色類似黃斑部的黃色，可以吸收藍光，適時取代部分黃斑部的功能；因此某種程度來上來說，老人家的混濁水晶體，雖然造成視力下降，但能阻止大量光線進入眼底，事實上也保護了視網膜黃斑部的健康。

不過，由於白內障在進行過程會漸漸澎脹，往前推擠虹膜造成後房至前房的瞳孔通路狹窄，引起眼壓升高或水晶體破裂，這時就得開刀治療，並且植入人工水晶體。

特別要注意的是，人工水晶體雖可矯正視力並且預防紫外線，但恢復透明的水晶體，卻等於重新讓大量可見光又可以長驅直入眼底，對已經老化的黃斑部來說是吃不消的，歐美許多病患就在更換人工水晶體後數年出現「黃斑部病變」。

因此提醒手術更換人工水晶體的患者，術後在開心世界大放光明之餘，別忘記加強藍光的防禦，才不會樂極生悲，造成更嚴重的視力損傷。

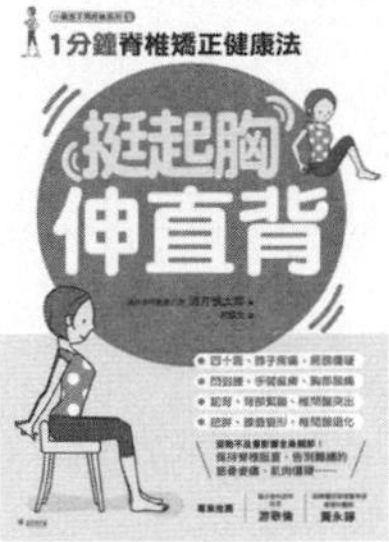

系列② 挺起胸伸直背：1 分鐘脊椎矯正健康法

作者：酒井慎太郎（SAKAI 診所集團代表）

定價：280 元　頁數：184 頁

- **姿勢不良是禍首：**四十肩、椎間盤突出、反覆閃到腰
- **5 句訣拉直脊椎，不痠不痛一輩子：**收緊下巴、展開雙肩、挺起腰桿、打直雙膝、重心放在身體後方

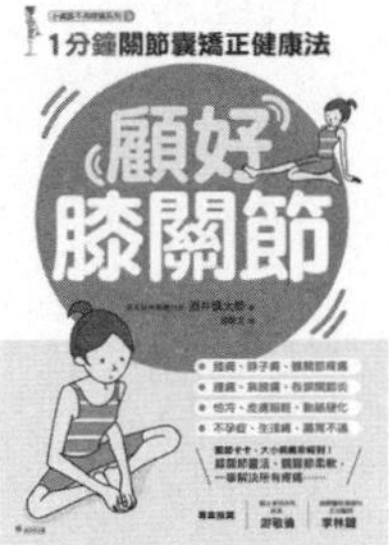

系列③ 顧好膝關節：1 分鐘關節囊矯正健康法

監修：酒井慎太郎（SAKAI 診所集團代表）

定價：300 元　頁數：224 頁

- **小心！關節卡卡會引發：**膝痛、腰痛、髖關節疼痛
- **改善膝蓋痛、髖關節疼痛：**膝蓋痛的人，下樓梯要先踏出痛的腳、坐有硬度的椅子比坐沙發好

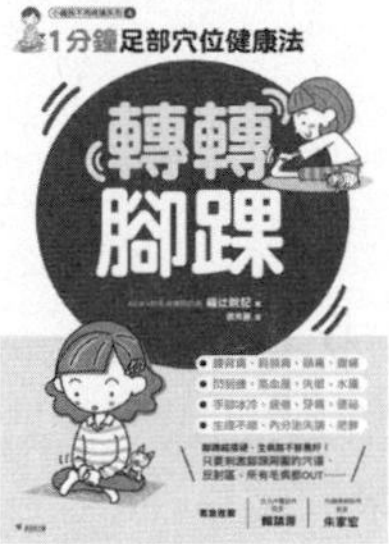

系列④ 轉轉腳踝：1 分鐘足部穴位健康法

監修：福辻銳記（ASUKA 針灸治療院院長）

定價：280 元　頁數：128 頁

- **腳踝僵硬會造成：**新陳代謝差、荷爾蒙失調
- **刺激腳踝周圍穴道、反射區，所有毛病 out：**頭痛、腹痛、牙痛、生理痛、高血壓、失眠、水腫、內分泌失調

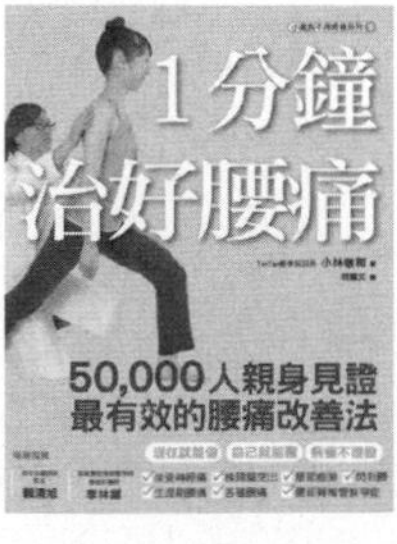

系列⑤ 1 分鐘治好腰痛

作者：小林敬和（TanTan 整骨院院長）

定價：280 元　頁數：192 頁

- **根治腰痛療法：**改善血液循環不良、調整自律神經、排除毒素
- **打造不腰痛體質：**一天喝兩碗味噌湯、神奇踮腳伸展操、仰睡比側睡好、手提包和公事包正確拿法

國家圖書館出版品預行編目資料

好眼力：護眼、養眼、治眼全百科／陳瑩山著 . – 初
版 . -- 臺北市 : 新自然主義 , 幸福綠光 , 2015.11
面； 公分

ISBN 978-957-696-754-2 (平裝)

1. 眼科 2. 視力保健

416.7 104021537

好眼力：護眼、養眼、治眼全百科
百大良醫陳瑩山破解眼科疑難雜症

作　　者：陳瑩山
特約編輯：黃麗煌、凱特
插　　畫：劉素臻
圖文整合：洪祥閔

總 編 輯：蔡幼華
主　　編：黃信瑜
責任編輯：何　喬
發 行 人：洪美華
編　　輯：莊佩璇
行　　銷：張惠卿、陳品穎
讀者服務：黃麗珍、洪美月、陳候光、巫毓麗

出　　版：新自然主義
　　　　　幸福綠光股份有限公司
地　　址：台北市杭州南路一段 63 號 9 樓
電　　話：(02)23925338
傳　　真：(02)23925380
網　　址：www.thirdnature.com.tw
　　　　　E-mail：reader@thirdnature.com.tw

印　　製：中原造像股份有限公司
初　　版：2015 年 11 月
郵撥帳號：50130123 幸福綠光股份有限公司
定　　價：新台幣 330 元（平裝）

ISBN 978-957-696-754-2

總經銷：聯合發行股份有限公司
新北市新店區寶橋路 235 巷 6 弄 6 號 2 樓
電話：(02)29178022 傳真：(02)29156275

新自然主義 讀者回函卡

書籍名稱：好眼力：護眼、養眼、治眼全百科

■ 請填寫後寄回，即刻成為新自然主義書友俱樂部會員，獨享很大很大的會員特價優惠（請看背面說明，歡迎推薦好友入會）

★ 如果您已經是會員，也請勾選填寫以下幾欄，以便內部改善參考，對您提供更貼心的服務

● 購書資訊來源：□逛書店 □報紙雜誌廣播 □親友介紹 □簡訊通知 □新自然主義書友 □相關網站

● 如何買到本書：□實體書店 □網路書店 □劃撥 □參與活動時 □其他

● 給本書作者或出版社的話：

■ 填寫後，請選擇最方便的方式寄回：

（1）傳真：02-23925380　（2）影印或剪下投入郵筒（免貼郵票）

（3）E-mail：reader@thirdnature.com.tw　（4）撥打02-23925338分機16，專人代填

姓名：＿＿＿＿＿＿ 性別：□女 □男 生日：＿＿年＿＿月＿＿日

★ 我同意會員資料使用於出版品特惠及活動通知

手機：＿＿＿＿＿＿ 電話（白天）：（　　）＿＿＿＿＿＿

傳真：（　　）＿＿＿＿＿＿ E-mail：＿＿＿＿＿＿

聯絡地址：□□□□□ ＿＿＿＿縣（市）＿＿＿＿鄉鎮區（市）

＿＿＿＿路（街）＿＿段＿＿巷＿＿弄＿＿號＿＿樓之＿＿

年齡：□16歲以下 □17-28歲 □29-39歲 □40-49歲 □50~59歲 □60歲以上

學歷：□國中及以下 □高中職 □大學/大專 □碩士 □博士

職業：□學生 □軍公教 □服務業 □製造業 □金融業 □資訊業
□傳播 □農漁牧 □家管 □自由業 □退休 □其他

寄回本卡，掌握最新出版與活動訊息，享受最周到服務

加入新自然主義書友俱樂部，可獨享：

會員福利最超值

1. 購書優惠：即使只買1本，也可享受8折。消費滿500元免收運費。
2. 生 日 禮：生日當月購書，一律只要定價75折。
3. 社 慶 禮：每年社慶當月（3/1~3/31）單筆購書金額逾1000元，就送價值300元以上的精美禮物（贈品內容依網站公布為準）。
4. 即時驚喜回饋：（1）優先知道讀者優惠辦法及A好康活動
（2）提前接獲演講與活動通知
（3）率先得到新書新知訊息
（4）隨時收到最新的電子報

入會辦法最簡單

請撥打02-23925338分機16專人服務；或上網加入http://www.thirdnature.com.tw/

（請沿線對摺，免貼郵票寄回本公司）

□□□□□

姓名：

地址：＿＿＿＿市/縣＿＿＿＿鄉鎮/市區＿＿＿＿＿＿路/街＿＿＿＿段

＿＿＿＿巷＿＿＿＿弄＿＿＿＿號＿＿＿＿樓之＿＿＿＿

廣 告 回 函
北區郵政管理局登記證 北 台 字 03569 號
免 貼 郵 票

新自然主義

幸福綠光股份有限公司

GREEN FUTURES PUBLISHING CO., LTD.

地址：100 台北市杭州南路一段63號9樓
電話：(02)2392-5338　傳真：(02)2392-5380
出版：新自然主義・幸福綠光
劃撥帳號：50130123　戶名：幸福綠光股份有限公司

BOOK

新自然主義

BOOK

新自然主義